Dr. Brügger-Techniken

Agistisch-exzentrische Kontraktionsmaßnahmen gegen Funktionsstörungen des Bewegungssystems

Arbeitshandbuch von Carmen-Manuela Rock und Sibylle Petak-Krueger

Dr. Brügger-Institut Zürich

Impressum

Herausgeber
Dr. Brügger-Institut Zürich
Blümlisalpstraße 3
CH-8006 Zürich
Telefon 0041 (0)1 362 02 16
Telefax 0041 (0)1 362 02 64

Copyright
1998 by Brügger-Verlag GmbH,
CH-8121 Benglen/Zürich

ISBN
3-9520075-3-6

Gestaltung
Atelier Theo Leuthold & Associates,
Zürich

Fotografie
Rainer Wolfsberger, Zürich

Produktion
Druckerei Flawil AG, Flawil

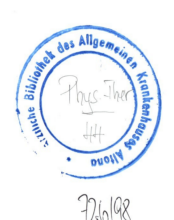

Inhalt

4	Geleit
5	Vorwort
6	Abkürzungen, Zeichen
7	Einleitung
13	Literaturhinweise
14	Glossar

Agistisch-exzentrische Kontraktionsmaßnahmen gegen Funktionsstörungen des Bewegungssystems

Obere Extremität
Finger
- 16 Finger-Flexoren
- 18 Finger-Adduktoren
- 20 Daumen-Oppositoren
- 22 Palmare Daumen-Adduktoren
- 24 Radiale Daumen-Adduktoren
- 26 Kleinfinger-Oppositoren
- 28 Daumen-Kleinfinger-Oppositoren
- 30 Metakarpale Adduktoren

Hand
- 32 Palmarflexoren
- 34 Dorsalextensoren
- 36 Radialabduktoren
- 38 Ulnarabduktoren

Unterarm
- 40 Unterarm-Pronatoren
- 42 Unterarm-Supinatoren
- 44 Ellenbogen-Flexoren
- 46 Ellenbogen-Flexoren/Pronatoren
- 48 Ellenbogen-Flexoren/Supinatoren
- 50 Ellenbogen-Extensoren

Schulter
- 52 Schulter-Innenrotatoren
- 54 Schulter-Außenrotatoren
- 56 Schulter-Adduktoren
- 58 Schulter-Abduktoren
- 60 Horizontale Schulter-Adduktoren
- 62 Horizontale Schulter-Abduktoren
- 64 Schulter-Flexoren
- 66 Schulter-Extensoren
- 68 Schulter-Hochrotatoren
- 70 Schulterfunktion I
- 72 Schulterfunktion II
- 74 Schulterfunktion III

Skapula
- 76 Skapula-Flexoren
- 78 Skapula-Elevatoren/Abduktoren/Innenrotatoren
- 80 Skapula-Abduktoren

Körperstamm
Thorax
- 82 Thorax-Rotatoren
- 84 Rumpf-Flexoren
- 86 Thorax-Lateralflexoren
- 88 Thorax-Shift
- 90 Becken-Extensoren
- 92 Becken-Rotatoren
- 94 Halswirbelsäulen-Reklinatoren
- 96 Halswirbelsäulen-Rotatoren
- 98 Halswirbelsäulen-Lateralflexoren

Kiefer
- 100 Kiefer-Adduktoren
- 102 Kiefer-Abduktoren
- 104 Kiefer-Translatoren

Untere Extremität
Zehen
- 106 Zehen-Flexoren
- 108 Zehengrundgelenks-Extensoren
- 110 Kleinzehen-Oppositoren
- 112 Großzehen-Flexoren
- 114 Großzehen-Extensoren

Fuß
- 116 Vorfuß-Adduktoren
- 118 Plantarflexoren
- 120 Plantarflexoren/Supinatoren
- 122 Plantarflexoren/Pronatoren
- 124 Dorsalextensoren
- 126 Dorsalextensoren/Supinatoren

Knie
- 128 Knie-Innenrotatoren
- 130 Knie-Außenrotatoren
- 132 Knie-Flexoren

Hüfte
- 134 Hüft-Adduktoren/Innenrotatoren
- 136 Hüft-Abduktoren/Außenrotatoren

Varianten im Liegen und im Stehen
- 138 Hüft-Außenrotatoren im Liegen
- 140 Thorax-Shift im Stehen
- 142 Becken-Rotatoren im Stehen

144 Porträt der Autorinnen

Das Arbeitshandbuch «Agistisch-exzentrische Kontraktionsmaßnahmen gegen Funktionsstörungen des Bewegungssystems» soll es den Physiotherapeuten erleichtern, sich in jene Kursinhalte einzuarbeiten, die bei den Funktionskrankheiten des Bewegungssystems einen wesentlichen Teil der Behandlung ausmachen. Denn der Inhalt der Funktionskrankheiten setzt sich mit den gestörten Haltungen und Bewegungen auseinander. Diese spielen sich ökonomisch und unter Berücksichtigung der Sicherheit der Strukturen im wesentlichen mit den Muskeln ab.

Sie sind im Gehirn vorprogrammiert. Abweichungen von den vorgegebenen Haltungen und Bewegungen führen aus zahlreichen Gründen zu einer Reduktion der Leistungen des Bewegungssystems (Muskel-Kontraktur-Funktionsstörung).

Diese Funktionsstörungen rufen deshalb Unstimmigkeiten im gesamten Gefüge des Bewegungssystems hervor, das unrationell eingesetzt wird. Es geht bei den therapeutischen Maßnahmen darum, die festgefahrenen Fehlbeanspruchungen des Bewegungssystems zu korrigieren und die Eumetrie der Bewegung wieder herzustellen.

Diese Maßnahmen stützen sich u. a. auch auf den Grundsatz der reziproken Innervation der gegenzüglerischen Muskeln, die, wie Sherrington beschrieben hat, aufeinander abgestimmt sein müssen. Ist dieses Ziel erreicht, können zum einen die krankhaften Fehlbeanspruchungen des skeletto-arthromuskulären Systems wieder aufgehoben werden. Zum anderen wirken diese Maßnahmen gleichzeitig auch präventiv gegen Rückfälle der vorgenannten Funktionsstörungen.

Dr. Alois Brügger
Zollikon, im Juli 1998

Die hier gezeigten Techniken dienen vor allem dem Ziel, mit Hilfe physiologischer Mittel schmerzhafte muskuläre Verspannungen zu lösen.

Es ist das große Verdienst von Brügger, zum einen erkannt zu haben, daß es sich dabei meist um Funktionsstörungen handelt. Zum anderen hat er erkannt, daß diese Verspannungen nicht nur mit Hilfe von lokalen Anästhetika, sondern auch auf physiologischem Wege und nicht invasiv wirksam behandelt werden können. Dabei hat es sich gezeigt, daß es durch das Anspannen der Agisten, im besonderen durch exzentrische Kontraktionen, zur reziproken Hemmung der verspannten Muskeln und damit zur Lösung der Triggerpunkte kommt.

Die Autorinnen haben nun in konsequent systematischer Weise die Grifftechniken, wie im Einzelnen die Muskeln des Stammes, der Extremitäten und auch des orofazialen Systems entspannt werden können, beschrieben und illustriert.

Da ich selbst auf ähnliche Weise die postisometrische Muskelrelaxation (mit analoger Wirkungsweise) beschrieben habe, kann ich die Konsequenz und Anschaulichkeit, mit der hier vorgegangen wird, sehr hoch schätzen.

Es wäre allerdings eine Illusion zu meinen, daß man sich eine so differenzierte Technik ohne Instruktion durch Erfahrene aneignen könnte. Dies ist auch offensichtlich nicht das Ziel der vorliegenden Publikation: Dazu wäre die theoretische Einführung zu knapp – setzt sie doch gewisse Kenntnisse schon voraus. Außerdem können die Dosierung der notwendigen Kraft sowie die klinische Indikation nicht aus den anschaulichen Abbildungen gelesen werden.

Für diejenigen, die jedoch die Methode lernen wollen, handelt es sich um ein wertvolles Vademekum.

Prof. K. Lewit M.D., Dr. Sc.
Prag, im Juli 1998

Vorwort

Die vorliegenden Ausführungen bilden das Resultat einer mehr als 20jährigen Forschung bei zunehmender physiotherapeutischer Auseinandersetzung mit jenen neuro- und pathoneurophysiologischen Vorgängen, auf welchen die Haltung und die Bewegung des Menschen beruhen. Störfaktoren verändern den physiologischen Einsatz des Bewegungssystems, an welchem die Muskulatur entscheidend beteiligt ist.

Muskeln «agieren» (man spricht von Agisten), indem sie sich während der Bewegung aktiv verkürzen (konzentrische Kontraktion) oder verlängern (exzentrische Kontraktion). Auf die Bewegungsabläufe wirken sich vor allem jene Muskeln negativ aus, die aus vielerlei Gründen in einen verkürzten Zustand geraten und darin verharren.

Für die Therapie ist es daher unerläßlich, die physiologischen Aktivitäten der Muskeln wieder herzustellen. Darunter nimmt der Abbau der Muskelkontrakturen (Permanenz der agistisch-konzentrischen Muskelkontraktion) mit gleichzeitiger Reduktion der vorhandenen Überlastungsödeme (OGE) eine wichtige Rolle ein. Dies geschieht mit Hilfe von geeigneten therapeutischen Maßnahmen, die der Fehlbeanspruchung der Muskulatur und deren Verharren in einem verkürzten Zustand entgegenwirken. Die hierfür geeignete «Brügger-Technik» soll unter dem Arbeitstitel «Agistisch-exzentrische Kontraktionsmaßnahmen» im vorliegenden Buch erläutert werden.

Die Grifftechniken für die agistisch-exzentrischen Kontraktionsmaßnahmen (AEK) wurden ständig unseren neuesten Erkenntnissen angepaßt. Die abgebildeten und beschriebenen Griffe sollen als praxisbewährte Vorschläge betrachtet werden. Das Verständnis des zugrundeliegenden Anwendungsprinzips gibt zum einen Spielraum für individuelle Variationen und die Ableitung neuer Grifftechniken, und zum anderen repräsentiert es die Ausgangsbasis für die erfolgreiche Anwendung der AEK.

Die Vermittlung der Komplexität in einzelnen Schritten vermag die Lehrbücher von Dr. Brügger nicht zu ersetzen, sondern soll eine spezifische Technik ausführlich behandeln, um die technisch bedingten Fehlerquellen während der Befundaufnahme und der Behandlung der Funktionskrankheiten zu minimieren.

Die Darstellung in Text und Bild beabsichtigt, einen Überblick mit rascher Orientierung und praxisbezogenen Anregungen zu geben. Dieser soll den Kursteilnehmern erlauben, die Kursinhalte nachzuarbeiten und zu vertiefen. Wir hoffen, daß wir mit dem Arbeitsbuch dem Wunsch unserer Kursteilnehmer nach mehr Dokumentation der praktischen Kursinhalte einen kleinen hilfreichen Schritt näherkommen können.

Unser Dank richtet sich an das Züricher Instruktorenteam für die kreative Unterstützung sowohl bei der Entwicklung der Techniken als auch bei der Überarbeitung des vorliegenden Buches.

Besonderer Dank geht an Dr. Brügger, welcher auf der Suche nach Alternativen zur Infiltrationstherapie des Arztes zu Beginn der 70er Jahre den Grundstein zu diesen «Agistisch-exzentrischen Kontraktionsmaßnahmen» legte, welche wir damals unter dem didaktischen Begriff der «Dekontraktionen» kennen lernten und in den vergangenen Jahren zu einer eigenständigen Brügger-Technik weiterentwickeln konnten.

Carmen-Manuela Rock, Sibylle Petak-Krueger
Zürich, im Juli 1998

ABD	Abduktion	↑	verbesserte/r, Zunahme von
ADD	Adduktion	↓	verminderte/r, Abnahme von
AEK	Agistisch-exzentrische Kontraktionsmaßnahme	→	daraus folgt und dann/danach
ADL	Activities of daily living	(+)	Rotationsbewegungen nach rechts (im Uhrzeigersinn)
AH	Aufrechte (Körper-) Haltung		
ARO	Außenrotation	(−)	Rotationsbewegungen nach links (entgegen dem Uhrzeigersinn)
ASTE	Ausgangsstellung		
BGÜ	Brügger-Grund-(Turn-) Übung	+	geringe BH
BWS	Brustwirbelsäule	++	starke BH
BH	Belastungshaltung	+++	sehr starke BH
BKA	Bewegungskompensatorischer Abschnitt	−	verminderte AH
ESTE	Endstellung	−−	stark verminderte AH
EXT	Extension	−−−	sehr stark verminderte AH
FLEX	Flexion		
FT	Funktionstest		
FÜ	Funktionsüberwiegen		
HR	Heiße Rolle		
HWS	Halswirbelsäule		
IRO	Innenrotation		
LWS	Lendenwirbelsäule		
OGE	Obolenskaja-Goljanitzki-Effekt		
PB	Primärbewegung		
PBs	Primärbewegungen		
SSBH	Sternosymphysale Belastungshaltung		
V. a.	Verdacht auf		
WB	Weiterlaufende Bewegungen		
Z. Fk.	Zeitschrift: Funktionskrankheiten des Bewegungssystems		

Einführung zu den Funktionskrankheiten des Bewegungssystems (Brügger-Konzept)

A. Grundlagen

Nach Brügger gehen die meisten Erkrankungen des Bewegungssystems primär nicht auf strukturelle Erkrankungen zurück, sondern auf zentralnervös organisierte Schutzmechanismen des Gehirns. Diese Schutzmechanismen werden bei Fehl- und Überbeanspruchungen durch nozizeptive Afferenzmeldungen gestartet. Dieser nozizeptive Input führt zu Veränderungen der Bewegungsprogramme. Das arthromuskuläre System reagiert auf reflektorischem Wege durch Tonusveränderungen (BRÜGGER, A.: Hypertone und hypotone Tendomyosen, 1958). Bei entsprechend hohem nozizeptivem Input werden die nozizeptiven Signale bis zum Kortex weitergeleitet, um dort u.a. als Schmerz (Warnsignal) interpretiert zu werden. Chronische Fehlbelastungen führen zu einem Mißverhältnis von strukturellem Aufbau und Verschleiß. In der Folge entstehen zunächst Funktionsstörungen im Bewegungssystem. Später können sich aus den nicht beseitigten Funktionsstörungen Strukturveränderungen entwickeln. Dies kann umgangen werden, wenn das Bewegungssystem (posturales und lokomotorisches System) optimal eingesetzt wird. Diese Anforderung kann nur durch eine physiologisch-dynamische Körperhaltung in Verbindung mit einem ausgeglichenen Bewegungsverhalten erfüllt werden. Funktionsstörungen, welche durch monotonstatische Beanspruchungen des Bewegungssystems entstehen, führen immer zur Ausbildung von pathoneurophysiologischen Bewegungsprogrammen.

Aufrechte Körperhaltung und Bewegung

Die aufrechte Körperhaltung (AH) ist gekennzeichnet durch eine ausgewogene thorakolumbale Lordose (vom Sakrum bis Th 5). Die Wirbelsäule bildet zusammen mit dem Becken und dem Thorax die Funktionseinheit des Stammes. Die drei Zahnräder stellen die Primärbewegungen (Nacken-Streckung, Thorax-Hebung und Becken-Kippung) der aufrechten Körperhaltung dar. Die Stellung der Extremitäten ergibt sich reaktiv durch die auslaufenden Bewegungen von den Primärbewegungen (PB). Die rücklaufend-fördernden Bewegungsimpulse der Extremitäten tragen wesentlich zur Gestaltung der aufrechten Körperhaltung bei. Nur auf dieser Basis kann sich ein optimales neurophysiologisches Bewegungsmuster entwickeln. Unter den erwähnten neurophysiologischen Bedingungen arbeitet die Muskulatur funktionell synergistisch. Abweichungen von der aufrechten Körperhaltung stellen stets ein Problem der Fehlbelastung des posturalen und lokomotorischen Systems dar. Die Korrektur der Körperhaltung und die Optimierung der Bewegungsabläufe ist für Brügger daher nicht nur eine therapeutische Maßnahme, sondern bedeutet für das Bewegungssystem gleichzeitig auch eine Prävention gegen den Rückfall in die Fehlbelastung durch die krumme Körperhaltung.

Ziele

Erkennen und Beseitigen der vorhandenen Störfaktoren sowie Korrektur der Fehlhaltung und Verbesserung der Bewegungsmuster. Falls Störfaktoren nicht zu beseitigen sind: Erarbeitung von Kompensationsprogrammen.
Stabilisation der Therapieergebnisse durch praktische Anwendung der aufrechten Körperhaltung im Alltag (ADL-Übungen), funktionelles Körpertraining (Gesundheitstraining) etc.

B. Funktionsdiagnostik

Ziel der Befunderhebung ist, die Krankheitsursachen zu evaluieren. Gehen die Krankheitsursachen primär vom Bewegungssystem aus, so zielt die Therapie auf eine bestmögliche Korrektur oder Kompensation der Fehlbeanspruchung.
Bestehen primär andere Organerkrankungen, so übernimmt das Bewegungssystem Schutzfunktion → Behandlung der Organerkrankung.
Aus den Befunderhebungen ergeben sich die Arbeitshypothesen bezüglich der Art und der Schwere der zugrundeliegenden Störfaktoren. Die Arbeitshypothese bestimmt die geeigneten Therapiemaßnahmen. Im Verlaufe der Therapie muß die Arbeitshypothese jeweils laufend auf ihre Richtigkeit (mittels der Funktionstests) überprüft und wenn nötig modifiziert werden. Das erfolgt nach dem Prinzip: test → try → retest.

1. Anamnese

Das Alltagsverhalten des Patienten wird analysiert. Ziel ist es zu erkennen, wo die Quellen der Fehlbelastungen (Störfaktoren) sind.

Fragestellung

Funktionsquantitäten

Wie lange bzw. wie oft werden welche Haltungen und/oder Bewegungen pro Tag ausgeführt? Sitzen, Stehen, Liegen, Bewegung und Transfers.

Funktionsqualitäten

Wie sind die Haltungen und Bewegungen? Monoton? Statisch? Dynamisch? Abwechslungsreich?

Funktionsüberwiegen

Welche Funktionen überwiegen? Welche pathoneurophysiologischen Programme bestehen?

Funktionsbeeinträchtigung

Welche Funktionen sind wie beeinträchtigt (eingeschränkt und/oder schmerzhaft)?

Anamnese-Fallbeispiel

Computerfachmann, 41 Jahre, ledig, Rechtshänder. Diagnose: V. a. Koxarthrose bei rechtsseitig schmerzhafter Bewegungseinschränkung.

Funktionsquantitäten

90% Sitzen im Beruf, Sitzen während des Berufsweges (Auto); Rudern 3mal/Woche à ca. 2,5 Std.; Computerarbeit zu Hause ca. 2 Std./Tag; Lesen ca. 1 Std./Tag, sitzend in Belastungshaltung (BH).

Funktionsqualitäten

Beruf: 80% monoton-statisch, hiervon: 70% Computer, 10% Schreibmaschine und 20% Handschriftliches; 10% monoton-dynamisch (bewegen auf sehr kleinem Raum); 10% abwechslungsreich-dynamisch.
Freizeit/Rudern: 70% monoton-dynamisch in BH; 30% abwechslungsreich-dynamisch.
Freizeit/Computer: 100% monoton-statisch

Funktionsüberwiegen

Primärbewegungen (PB):
Becken-Aufrichtung (dorsales Drehmoment), Thorax-Senkung, Reklination der oberen Kopfgelenke mit ventraler Translation und starker HWS-Lordose.
Extremitäten:
Obere Extremität: Flexion (Finger, Hand, Ellenbogen, Schulter), Innenrotation/Abduktion (Schulter), Abduktion/Elevation/Innenrotation (Skapula).
Untere Extremität: Plantarflexion/Supination (Fuß), Flexion/Innenrotation (Knie), Flexion/Abduktion/Außenrotation (Hüfte).

Funktionsbeeinträchtigung

«Anlaufschmerz» im Leistenbereich nach längerem Sitzen. Schmerzhafte Müdigkeit im Nacken und zwischen den Schulterblättern, ab Mittag beginnend und gegen Abend zunehmend.
Fast täglich Rückenschmerzen, im Laufe des Tages zunehmend (belastungsabhängiger Schmerz). In Rückenlage ist der Patient schmerzfrei. Die Bauchlage kann er hingegen nur mit Schmerzen im Bereich der unteren Brustwirbelsäule einnehmen.

Analyse der Anamnese

Bei der Krankheitsursache handelt es sich um Funktionsstörungen des Bewegungssystems aufgrund von Fehlbelastungen: Überlastung durch monotones Sitzen in Belastungshaltung ohne Ausgleich durch die Freizeitaktivitäten. Diese unterstützen im Gegenteil noch das beruflich bedingte Funktionsüberwiegen. Monotone Aktivitäten der Extremitäten mit ausgeprägten Flexionskomponenten.

2. Inspektion

Der Inspektionsbefund ermittelt:
Transitorische Störfaktoren wie z. B. einengende Kleidung und Schuhe, schlechte Sitzmöbel etc. Persistierende Störfaktoren wie z. B. Narben von Operationen, Verletzungen. Infrastrukturelle Störungen wie z. B. Durchblutungsstörungen, Ödembildungen, Überlastungsödeme (OGE) etc.

3. Funktionsdiagnostik

Die Funktionsdiagnostik beurteilt zunächst das habituelle Bewegungsverhalten.
Fragestellung:
Wie stark weichen Haltung und Bewegung des Patienten im Alltag von der neurophysiologischen Norm der aufrechten Körperhaltung ab?
Beurteilt wird jeweils der Grad der Belastungshaltung (geringe BH: +; starke BH: ++; sehr starke BH: +++).
Anschließend werden die Auswirkungen auf das posturale und lokomotorische System analysiert.
Fragestellung:
Wie gut kann sich der Patient auskorrigieren?
Beurteilt wird das Defizit der korrigierten Haltung zur Norm der aufrechten Körperhaltung (verminderte AH: –; stark verminderte AH: ––; sehr stark verminderte AH: –––).
Der Vergleich von habituellen und korrigierten Haltungs- und Bewegungsmustern ergibt erste Prognosen über den Umfang der Funktionsstörungen.

Funktionstests

Sie werden primär im Sitzen, im Stehen oder während der Bewegung durchgeführt. Tests in liegender Position sollten die Ausnahme sein, z. B. wenn der Patient aufgrund seiner Erkrankung keine andere Position einnehmen kann. Die Ergebnisse von Funktionstests in Rückenlage haben aufgrund der stark reduzierten Stellreflexe zu geringen Alltagsbezug (Haltungen und Bewegungen mit Stellreflexen). Die Auswahl der Funktionstests richtet sich nach der aktuellen Fragestellung, welche sich im Laufe der

Befunderhebung ergibt. Häufige Tests sind z. B. Th 5-Wippen, Hüftfunktionstests, HWS-Rotation und HWS-Inklination, Skapula-Drehung, Becken-Rotation, Gangablauf, Transferbewegungen und die jeweiligen eingeschränkten Bewegungen. Nach Möglichkeit sollte ein Funktionstest konstant für die Zeit der Therapie durchgeführt werden.

Standardfunktionstest «Th 5-Wippen»

Ausgangsstellung
Patient sitzt in korrigierter Haltung, der vordere Arm der Therapeutin oder des Therapeuten (Hand und Ellenbogen bzw. Hand und Schulter) fixiert die Schultern, ohne die Beweglichkeit des Patienten zu behindern.

Durchführung
Der Test besteht aus einer Abfolge von extendierenden segmental-regionalen Bewegungsimpulsen. Diese werden von dem/der Therapeuten/in (Impulsgeber/in) mit der hinteren Hand, unterhalb von Th 5 beginnend, abwärts bis zum Sakrum auf den Patienten (Impulsnehmer) übertragen (Test der Wirbelsäulensteifigkeit und der Becken-Kippung). Weiterhin wird die Thorax-Hebung mit Schultergürtel-Retroposition getestet.
Wichtig ist, daß der/die Therapeut/in die Bewegungsimpulse sowohl auf den Patienten überträgt, als auch die Reaktion des Patienten aufnimmt, ohne ihn dabei zu behindern oder zu verunsichern.

Aussage des Th 5-Wippens
– Beurteilung des globalen Bewegungsmusters der aufrechten Körperhaltung durch Interpretation der weiterlaufenden Bewegungsimpulse der Primärbewegungen mit ihren auslaufenden und rücklaufenden Bewegungsimpulsen auf bzw. von den Extremitäten.
– Manueller Wirbelsäulentest unter Berücksichtigung der Stellreflexe.

Fragestellung
Wie gut kann wo extendiert bzw. lordosiert werden? Wo befinden sich die bewegungskompensatorischen Wirbelsäulenabschnitte (BKA)? Wie setzen sich die Bewegungsimpulse der Primärbewegungen fort? Bremsen die Primärbewegungen primär die auslaufenden Bewegungsimpulse, oder bremsen die Extremitäten primär die Primärbewegungen? Kommen störende Einflüsse vom optischen System? Wie groß ist das Defizit zur aufrechten Körperhaltung (harmonischen thorakolumbalen Lordose: Th 5 bis zum Sakrum)? Treten während des Th 5-Wippens Symptome oder Schmerzen auf?

Analyse des Th5-Wippens anhand des Fallbeispieles
Während des Tests traten reflektorische Bremsschmerzen zwischen den Schulterblättern und ein Ziehen im Nacken auf (vgl. Funktionsbeeinträchtigungen). Der Kopf wurde beim Wippen in die Reklination gezogen, d. h., er konnte nicht inkliniert werden. Die auslaufenden Bewegungen der PB Thorax-Hebung wurden stark gebremst. Es war lediglich ein Flexionsschwingen des Ellenbogens (Ellenbogen-Pendel) zu beobachten. Eine Becken-Kippung (nicht zu verwechseln mit der Becken-Flexion, d. h. Hüft-Flexion vom proximalen Hebelarm) war nicht möglich. Der Bewegungsimpuls in diesem Bereich übertrug sich anstatt auf das Becken kompensatorisch auf den LWS-BWS-Übergang (BKA). Die auslaufenden Bewegungen auf die untere Extremität erzeugten eine adduktorische Kreiselung der Oberschenkel mit Außenrotation im Knie und Supination im unteren Sprunggelenk vom proximalen Hebelarm.

4. Arbeitshypothese

Die Arbeitshypothese stellt das Ergebnis der Analyse aller Bestandteile der Befunderhebung dar.
Zum einen bestimmt die Arbeitshypothese, ob ein Therapieansatz global oder funktionsorientiert ist, zum anderen wertet sie die Stärke der Störfaktoren und deren Verteilung (Extremitäten- bzw. Rumpfbetonung).
Im Laufe der Behandlung wird die Arbeitshypothese ständig durch Funktionstests überprüft. Negative Funktionstestergebnisse falsifizieren die Arbeitshypothese und verlangen deren Korrektur. Positive Funktionstests bestätigen die Arbeitshypothese und beschleunigen den Fortgang der Therapie.

C. Therapieübersicht

Aus der aufgestellten Arbeitshypothese ergeben sich die patientenspezifischen Therapiemaßnahmen, die zum Ziel haben, die reflektorisch zum Schutze des Organismus veränderten Haltungs- und Bewegungsmuster durch Reduktion der Störfaktoren in neurophysiologische Bewegungsmuster umzuwandeln.
Zu Beginn muß ebenso wie im Verlaufe der Behandlung der aktuelle Stellenwert des funktionsorientierten und des globalen Therapieansatzes bestimmt werden.
Mit fortschreitender Therapie sollten funktionsorientierte Maßnahmen soweit wie möglich und sinnvoll durch globale ersetzt werden. Bei den nachstehend aufgeführten Arbeitshypothesen der Erklärungsbeispiele handelt es sich um Teilaspekte, d. h. den jeweils ersten Schritt innerhalb des Evaluationsprozesses.

Ziel

Pathoneurophysiologische Ausgangsstellungen (unorientierte und orientierte Bereitschaftsstellungen) und Bewegungsprogramme sollen in neurophysiologische Ausgangspositionen und Bewegungsprogramme um- bzw. rückverwandelt werden.

1. Funktionsorientierter Therapieansatz

Hierbei wird davon ausgegangen, daß z. B. das Überwiegen einzelner Funktionen durch einseitige übermäßige Beanspruchung (Kontrakturen), Überlastungsödeme (OGE), blockierte Gelenke etc. zur Belastungshaltung führt bzw. diese unterhält. Die hierdurch entstehenden nozizeptiven Afferenzen verunmöglichen die physiologische Bewegungssteuerung. Durch Reduktion der verantwortlichen Störfaktoren kommt es reaktiv zu einer Verbesserung der motorischen Zielprogramme, da weniger afferente Störmeldungen den neurophysiologischen Bewegungsablauf behindern. Im Bewegungssystem werden aus pathoneurophysiologischen Haltungs- und Bewegungsmustern reaktiv die neurophysiologischen Bewegungsprogramme «freigesetzt».

Reaktive Therapiemaßnahmen

In aufrechter Körperhaltung werden die Störfaktoren soweit wie möglich durch therapeutische Maßnahmen beseitigt.

Ausgangsstellung/Endstellung
Aufrechte Körperhaltung

Funktionsorientierte Techniken
Agistisch-exzentrische Kontraktionsmaßnahmen (AEK), funktionelle Schüttelungen, Thera-Band-Übungen, Heiße Rolle (HR) in Kombination mit leichten Quermassagen, Heißwasserprogramm, funktionelle retrokapitale Abstützung mit Polycushion, Wärmepflaster, funktionelle Tapes und andere manuelle Maßnahmen.

Fallbeispiel

– Teilarbeitshypothese: Verändertes Gangbild durch Funktionsstörungen der Plantarflexoren/Supinatoren (links), welches u. a. zur hypertonen Tendomyose der Knie-Innenrotatoren mit rücklaufenden Bremsimpulsen auf den Körperstamm und die Extremitäten führt.

– Funktionstest Gang: Verkürzte vordere Schritthälfte (links) und Ellenbogen-Pendel (rechts).

– Maßnahme: **Agistisch-exzentrische Kontraktionsmaßnahmen (AEK)** gegen die Funktionsstörungen der linken Plantarflexoren/ Supinatoren (vgl. S. 120).

– Funktionelle Parameter: Positive und negative funktionelle Parameter bestimmen die Häufigkeit der Wiederholungen der jeweiligen AEK.

Positive Parameter:	Negative Parameter:
	Schmerz
↑ Kraft	↓ Kraft
↑ Bewegungsausmaß	↓ Bewegungsausmaß
↓ Rigor	↑ Rigor
↑ Koordination	Ausweichbewegungen

(Zunahme: ↑, Abnahme: ↓)

– Funktionstest Gang: Die vordere Schritthälfte (links) entspricht der vorderen Schritthälfte (rechts). Das Armpendel (rechts) findet als physiologisches Schulterpendel statt. Der Gangablauf hat sich durch Beseitigung der Funktionsstörungen reaktiv normalisiert.

– Maßnahme: **Thera-Band-Übung**

Aufgrund des verbesserten Funktionstests wird die entsprechende Thera-Band-Übung (Rock und Petak-Krueger, 1994) ausgeführt.

– Funktionstest Gang: Beim Gang hat sich das Schritttempo reaktiv erhöht, die Schrittlänge reaktiv verlängert.

– Maßnahme: **Eigentherapie (Autotherapie)**

Der Patient erhält im Verlaufe der Therapie sein individuelles Eigentherapieprogramm, dessen Durchführung sowohl therapeutische als auch präventive Funktion hat. Mit fortschreitender Therapie sollten die funktionsorientierten Autotherapiemaßnahmen reduziert und soweit wie möglich durch globale ersetzt werden. In diesem Beispiel erhält der Patient die Thera-Band-Grundübung (7) als Eigenübung zur Kompensation des Funktionsüberwiegens und zur Förderung der Koordination (funktioneller Synergismus): 6mal mit dem gelben Thera-Band, da ab der siebten Wiederholung Ausweichbewegungen auftraten. Der Patient erhält zur Dokumentation ein Übungskontrollblatt. Die Häufigkeit der Thera-Band-Übungen pro Tag richtet sich nach der Stärke der vorhandenen Funktionsstörungen, des Funktionsüberwiegens durch Alltagsaktivitäten und des gewünschten Trainingserfolges (Trainingsserien). Je stärker das Funktionsüberwiegen, desto häufiger muß geübt werden. Im weiteren Therapieverlauf kommen globale Maßnahmen zur Anwendung.

– Maßnahme: **Heiße Rolle/Heißwasserapplikationen**

Geht das Funktionsüberwiegen mit sehr starken OGE einher, wird zum gegebenen Zeitpunkt eine Heiße Rolle (Rock und Petak-Krueger, 1997) durchgeführt. Bei positivem Funktionstest ist es die Aufgabe des Patienten (vgl. Autotherapie), sich in diesem Funktionsgebiet täglich mindestens 1–2mal heiß abzuduschen. Im Bereich der oberen Extremität (Ellenbogen, Hand und Finger) ist es effizienter, die Heißwasseranwendung unter dem Wasserhahn durchzuführen.

2. Globaler Therapieansatz

Beim globalen Therapieansatz wird versucht, durch gezielte Bewegungen direkten Zugriff auf den Ablauf der Bewegungsprogramme zu nehmen. Zum anderen geht man davon aus, daß sich die ureigensten artspezifischen neurophysiologischen Bewegungsprogramme des Menschen gegenüber den neu erworbenen pathoneurophysiologischen Bewegungsmustern durchsetzen können, wenn man sie entsprechend betont abruft.

Unabhängig von der Stärke der Störfaktoren ist der globale Therapieansatz nur dann möglich, wenn das bestehende Schutzbedürfnis nicht vorrangig bleiben muß, da ansonsten lediglich in Varianten des pathoneurophysiologischen Bewegungsprogramms gearbeitet werden würde, ohne die Störungsursachen zu beseitigen.

Programmorientierte Therapiemaßnahmen

Dieser Therapieansatz beinhaltet das Anknüpfen an die meist flexorischen Fehlprogramme (pathoneurophysiologische Programme) mit deren Rückführung in neurophysiologische Bewegungsprogramme in aufrechter Körperhaltung.

Ausgangsstellung
Sternosymphysale Belastungshaltung bzw. pathoneurophysiologisches Bewegungsprogramm

Endstellung
Aufrechte Körperhaltung bzw. neurophysiologisches Bewegungsprogramm

Programmorientierte Techniken
Brügger-Grundübungen sowie Kompensationsbewegungen etc.

Fallbeispiel
– Teilarbeitshypothese: Belastungshaltung im Sitzen mit Funktionsstörungen im Bereich der «ventralen Spange» (Schulter-Innenrotatoren, Schultergürtel-Protraktoren).
– Funktionstest Th 5-Wippen: Wirbelsäulensteifigkeit vor allem im Bereich der BWS und mittleren bis unteren LWS mit bewegungskompensatorischem Abschnitt in der oberen LWS. Stark eingeschränkte Becken-Kippung. Die Thorax-Hebung ist sehr stark eingeschränkt, und die Schultergürtel-Retroposition wird durch Adduktion der Skapulae vorgetäuscht.
– Maßnahme: **Brügger-Grundübung (1)**
(Brügger, 1996)
– Funktionstest Th 5-Wippen: Bessere Mobilität in den steiferen Wirbelsäulenregionen und weniger kompensatorische Aktivitäten im Bereich der oberen LWS, so daß das Th 5-Wippen insgesamt harmonischer ist. Die Becken-Kippung ist noch mäßig eingeschränkt. Die Thorax-Hebung ist deutlich besser, so daß eine Schultergürtel-Retroposition mit Depression/Adduktion/Außenrotation der Skapulae stattfindet.
– Maßnahme: **Eigentherapie**
Aufgrund des verbesserten Funktionstests kann die Brügger-Grundübung (1) zwischendurch und zu Hause geübt werden.

Die Brügger-Grundübungen sind keine Trainingsübungen, sondern therapeutische Übungen für zwischendurch zum globalen Lösen von Muskelkontrakturen. Sie müssen langsam und sorgfältig angeleitet und durchgeführt werden.

Bewegungsablauforientierte Therapiemaßnahmen

Der normale willkürliche Bewegungsablauf besteht aus der Induktion der Zielprogramme. Der automatisierte Bewegungsablauf ist dabei unbewußt. Wird der Bewegungsablauf bewußt durchlebt, indem die stattfindende Bewegung entweder sehr langsam ausgeführt oder nur mental erlebt wird, können bestehende pathoneurophysiologische Programme durch neurophysiologische Rückkopplungsmechanismen in Form von sogenannten Korrekturzyklen verbessert werden.

Ausgangsstellung/Endstellung
Aufrechte Körperhaltung

Bewegungsablauforientierte Techniken
a) Mentales Training z. B. während der Lagerung in aufrechter Körperhaltung
b) Langsames bewußtes Bewegen: Spinalübungen, Atemübungen etc.

Fallbeispiel
– Teilarbeitshypothese: Schulter - Nacken - Schmerzen durch Funktionsüberwiegen der Rumpf-Flexoren und (–) Rotatoren des Thorax mit reflektorischer Hemmung der Zwerchfellaktivitäten.
– Funktionstest Atmung und Arm-Elevation im Sitzen: Oberflächliche sternale Atmung mit Einsatz der Thoraxaufsatzmuskulatur als Atemhilfsmuskulatur. Die Arm-Elevation ist ab ca. 120° schmerzhaft.
– Maßnahme: **Spinalübung** (Rock, 1996; Véle und Čumpelik, 1997)
– Funktionstest Arm-Elevation und Atmung im Sitzen: Bessere Thorax-Hebung mit schmerzfreier Arm-Elevation. Atembewegungen bis ca. handbreit unter den Nabel ohne Einsatz der Atemhilfsmuskulatur.
– Maßnahme: **Eigentherapie**
Aufgrund des verbesserten Funktionstests kann diese Spinalübung zu Hause durchgeführt werden.

Spinalübungen müssen sehr sorgfältig in der Therapie erarbeitet werden. Sie eignen sich erst im Anschluß an eine individuelle Anleitung für therapeutische Übungsgruppen.

Therapiemaßnahmen zur Automatisierung

Das Umsetzen der individuell bestmöglichen aufrechten Körperhaltung in die Alltagsaktivitäten und das Wiederholen von globalen Bewegungsübungen in aufrechter Körperhaltung führen zur Automatisierung der neurophysiologischen Haltungs- und Bewegungsprogramme. Solche Therapiemaßnahmen gehören zu jeder Therapiesitzung.

Ausgangsstellung/Endstellung
Aufrechte Körperhaltung
Techniken zur Automatisierung
ADL-Übungen, ADL-Training, globale Bewegungsabläufe, Body-Walking, Body-Sliding, Rezepto-Training etc.
Fallbeispiel
- Teilarbeitshypothese: Belastungshaltung im Sitzen mit Funktionsstörungen der Rumpf-Flexoren und Unterarm-Pronatoren (rechts mehr als links).
- Funktionstest Kopf-Rotation: Schmerzhaft eingeschränkte Kopf-Drehung nach links und endgradige Rotationseinschränkung nach rechts.
- Maßnahme: **Brügger-Body-Walking** mit therapeutischem Armpendel.
Betonung der Schulter-Außenrotation, der Ellenbogen-Supination und der Divergenz der Finger (Rock et al, 1996).
- Funktionstest Kopf-Rotation: Nach rechts ist die HWS-Rotation frei beweglich, und nach links ist sie schmerzfrei bei endgradiger Bewegungseinschränkung.
- Maßnahme: **Eigentherapie**
Aufgrund des verbesserten Funktionstests kann das Body-Walking immer dann durchgeführt werden, wenn der Patient zu Fuß unterwegs ist. Bei sitzenden Arbeitnehmern sollte es zur Kompensation des Bewegungsmangels mindestens 1mal/Tag 20–30 Minuten ausgeführt werden. Aber auch schon fünf Minuten Bewegungen pro Tag haben einen gesundheitsfördernden Einfluß auf den Körper.

3. Activities of Daily Living (ADL)

Die Integration der aufrechten Körperhaltung in den Alltag ist der wichtigste und schwierigste Teil der Behandlung. Die Lagerung in aufrechter Körperhaltung gehört deshalb zum Standard-Eigentherapieprogramm aller Patienten.
Die Motivation und damit der langfristige Therapieerfolg (Prävention) der Patienten hängt davon ab, inwieweit es während der Therapie gelingt, eine emotionale Verbindung zwischen den Therapieabläufen, z. B. Bewegungen in aufrechter Körperhaltung, und den Alltagssituationen des Patienten herzustellen. Hierfür bedarf es individueller, zielgerichteter und kontextspezifischer Therapie, d.h. ADL-Maßnahmen wie z.B. das Bücktraining mit Alltagsgegenständen wie z. B. dem Rucksack oder den Schuhen des Patienten. Leider bietet die physiotherapeutische Praxis einen begrenzten Rahmen für die Umsetzung der verschiedenen zielgerichteten und kontextspezifischen Behandlungsmaßnahmen. Eine Erweiterung der Möglichkeiten kann durch die **Arbeitsplatzberatung** und die **Hausbehandlung** erfolgen.

Periodische physiotherapeutische Kontrollen
Kontrollen im Abstand von 3–6 Monaten nach Therapieabschluß sind eine Motivationshilfe für den Patienten. Sie helfen dabei, konsequenter die aufrechte Körperhaltung in den Alltag zu integrieren und das Eigentherapieprogramm weiterhin korrekt und effizient durchzuführen. Sie stellen somit einen wichtigen Bestandteil der präventiv ausgerichteten Therapie dar.

Literaturhinweise

ALT, B.: Mentales Üben – Hilfe für die aufrechte Haltung?, 1996. Z. Fk. 7/2, S. 110–117.

BRÜGGER, A.: Die Erkrankungen des Bewegungsapparates und seines Nervensystems: Grundlagen und Differentialdiagnose; ein interdisziplinäres Handbuch für die Praxis. 2. Aufl. als Neudruck, Fischer Verlag, Stuttgart/ New York, 1986.

BRÜGGER, A.: Die Funktionskrankheiten des Bewegungssystems. (In Vorbereitung, erscheint 1999).

BRÜGGER, A.: (Hrsg.), BONER ET AL: Gesunde Körperhaltung im Alltag. 3. Aufl., Brügger Verlag, Benglen-Fällanden, 1988.

BRÜGGER, A.: Turnprogramm im Alltag, 1996. Z. Fk. 7/2, S. 93–105

GENTILE, A.M.: Skill Acquisition: Action, Movement and Neuromotor Processes, in CATT J.H. & SHEPHERED R.B. (Eds.): Movement Sciences. Foundation for Physical Therapy in Rehabilitation. Aspen Press, Rocheville, Maryland, 1987.

KÄSER, L.: Physiologische Grundlagen der Funktionskrankheiten, 1991. Z. Fk. 5/1, S. 8–29.

KÄSER, L.: Zur Pathophysiologie der Funktionskrankheiten, 1991. Z. Fk. 5/1, S. 30–50.

ROCK, C.-M.: Aufbaukurs-Skriptum. Eigenverlag, Dr. Brügger-Institut Zürich, 1996.

ROCK, C.-M.: Funktionelles Brügger-Training mit dem Slide, 1998. Z. Fk. 9/1, S. 77–83.

ROCK, C.-M.: Die Lagerung in aufrechter Körperhaltung (AH) als wichtiger Bestandteil des Brügger-Konzeptes, 1998. Z. Fk. 9/1, S. 101–111.

ROCK, C.-M. UND PETAK-KRUEGER, S.: Thera-Band-Grundübungen. 2. Aufl., Eigenverlag, Dr. Brügger-Institut Zürich, 1994.

ROCK, C.-M. ET AL: Thera-Band-Kursskript. Eigenverlag, Dr. Brügger-Institut Zürich, 1996.

VÉLE, F. UND ČUMPELIK, J.: Motorische Hygiene-Kursskript. Universitas Carolina Pragensis. Lehrstuhl für Physiotherapie.
Fakultät für Körperausbildung und Sport, 1997.

Glossar

Agist (lat.): Agieren, handeln. Die Agisten werden durch den Bewegungsauftrag angesteuert, d.h., die agistischen Muskelfunktionsgruppen erhalten den Handlungsauftrag. Unter neurophysiologischen Bedingungen arbeiten die agistischen Muskelfunktionsgruppen konzentrisch und ihre Synergisten exzentrisch.

Antagonist (gr.-lat.): Gegenspieler, dessen Wirkung der eines anderen entgegengesetzt ist. Der funktionelle Gegenspieler des Agisten arbeitet zum Schutze von vorhandenen Störfaktoren, z.B. werden kontrakte Schulter-Innenrotatoren zum funktionellen Antagonisten der Schulter-Außenrotatoren.

Agistisch-exzentrische Kontraktionsmaßnahme (AEK): Während des Bewegungsweges arbeiten die Agisten durch den Widerstand des Therapeuten bzw. der Therapeutin (in Richtung des Funktionsüberwiegens) exzentrisch. Dies führt entsprechend dem Prinzip der reziproken Hemmung zur Verbesserung der exzentrischen Kontraktionsfähigkeit bei funktionellen Muskelkontrakturen (Funktionsüberwiegen). Siehe auch *Dekontraktion*.

Auslaufende Bewegungen: Bewegungen, welche sich von den Primärbewegungen (vgl. *Primärbewegungen*) auf die Extremitäten übertragen. Die auslaufenden Bewegungen können fördernd (Neurophysiologie) bzw. bremsend (Pathoneurophysiologie) sein.

Bewegungsauftrag: Beschreibung des Bewegungsablaufes in Patientensprache.

Dekontraktion: Didaktisches Synonym der AEK.

Durchführung: Beschreibt die Ausgangs- und die Endstellungen, den Griff und den Widerstand der Therapeutin bzw. des Therapeuten sowie den Bewegungsauftrag an den Patienten.

Exzentrisch: Die exzentrischen Bewegungen sind die abbremsenden und führenden Bewegungen innerhalb eines Bewegungsablaufes. Sie begleiten als funktionelle Synergisten (vgl. *Synergist*) die Aktivitäten der agistischen (vgl. *Agist*) Muskelfunktionsgruppen.

Funktionelle Muskelkontraktur: Eine steuerungsbedingte Muskelkontraktur ohne morphologische Veränderungen. Diese funktionelle Kontraktur beinhaltet zum einen eine verminderte exzentrische Kontraktionsfähigkeit (reduzierte Verlängerungsfähigkeit) des Synergisten (vgl. *Synergismus*), welcher somit zum funktionellen Antagonisten (vgl. *Antagonist*) wird. Zum anderen weisen die Agisten eine reflektorisch bedingte verminderte konzentrische Kontraktionsfähigkeit (Kraftverminderung) auf. Passiv kann über das Bewegungsende einer funktionellen Muskelkontraktur hinausgegangen werden. Da dies aber gegen das Schutzbedürfnis des Körpers ist, wird die Nozizeption erhöht. Der Körper signalisiert dies durch Ausweichbewegungen und/oder Schmerzen.

Funktionsüberwiegen (FÜ): Didaktischer Begriff, der die gesteigerte übermäßige Beanspruchung der konzentrischen Aktivität bestimmter agistischer Muskelfunktionsgruppen beinhaltet, welche zu einer funktionellen Muskelkontraktur im Sinne der Funktionskrankheiten führt. Das FÜ stellt eine der wichtigsten Ursachen für Funktionsstörungen dar.

Funktionstests (FT): Eine Auswahl geeigneter Funktionstests, welche nach Bedarf ergänzt bzw. verändert werden kann.

Kraftloch: Didaktischer Begriff, zur Beschreibung des Kraftverlustes am Bewegungsende aufgrund mangelnder exzentrischer Kontraktionsfähigkeit der Agisten.

Primärbewegungen (PB): Die Bewegungen des Körperstammes (Becken-Kippung, Thorax-Hebung, Nacken-Streckung), die als «Zahnradmodell» von Brügger dargestellt wurden (vgl. *aus- und rücklaufende Bewegungen*).

Rücklaufende Bewegungen: Bewegungen, welche sich von den Extremitäten auf die Primärbewegungen (vgl. *Primärbewegungen*) übertragen. Die rücklaufenden Bewegungen können fördernd (Neurophysiologie) bzw. bremsend (Pathoneurophysiologie) sein (vgl. *auslaufende Bewegungen und Primärbewegungen*).

Störungsursache: Die verminderte exzentrische Kontraktionsfähigkeit bestimmter Muskelfunktionsgruppen als Störungsursache stellt eine Störungsursache aus einer Vielzahl von möglichen Störfaktoren dar, welche für die Funktionskrankheiten von zentralem Stellenwert ist.

Synergist, syn... (gr.): gleichzeitig mit, zusammen, gemeinsam.

Synergismus: gleichsinnig zusammenarbeitende Muskeln. Neurophysiologisches Zusammenspiel von konzentrischen und exzentrischen Kontraktionen während eines Bewegungsablaufes. Funktionelle Synergisten sind z.B. die Rückenmuskeln und der Bauchmuskelverband, die Schulter-Innenrotatoren und -Außenrotatoren etc.

Th.-Widerstand (Therapeuten-Widerstand): Widerstand, den der/die Therapeut/in dem Patienten während der agistisch-exzentrischen Bewegung von der Ausgangsstellung in die Endstellung gibt. Die Bewegung von der Endstellung in die Ausgangsstellung erfolgt mit Führungskontakt ohne Widerstand.

Weiterlaufende Bewegung: Bewegungen, welche sich von einer Primärbewegung (vgl. *Primärbewegungen*) auf die anderen Primärbewegungen übertragen. Es handelt sich hierbei um Bewegungen des Körperstammes. Die Muskelaktivitäten der Extremitäten sind hierbei phylogenetisch maßgebend beteiligt.

Ziel: Das Ziel beschreibt die Auswirkungen der AEK auf die synergistischen Funktionsgruppen und die globalen Haltungs- und Bewegungsprogramme. Hiermit soll unterstrichen werden, daß jede Maßnahme das gesamte arthromuskuläre System und dessen Logistik beeinflußt.

Agistisch-exzentrische Kontraktionsmaßnahme gegen die Funktionsstörungen durch die Finger-Flexoren

Störungsursache   Verminderte exzentrische Kontraktionsfähigkeit der Finger-Flexoren II–V

Funktionstests
- HWS-Inklination und/oder -Rotation
- Th 5-Wippen
- Skapula-Drehung

Durchführung   Am Beispiel der Finger-Flexoren II–V (rechts)

Ausgangsstellung	Finger-Extension/Abduktion (Divergenz) und Handöffnung
Endstellung	Finger-Flexion/Adduktion (Konvergenz) und Handschluß
Griff	Palmare Hand: Stabilisiert das Handgelenk mit Daumen und Zeigefinger (Gabel-Griff) in leichter Dorsalextension, die restlichen Finger umfassen von ulnar den distalen Unterarm
	Dorsale Hand: Die Therapeuten-Finger liegen parallel auf allen gestreckten und gespreizten Patienten-Fingern (Finger-Finger-Kontakt)
Griff-Variante	*Die Therapeuten-Finger liegen quer auf den Patienten-Fingern (ohne Abb.)*
Th.-Widerstand	In Richtung Finger-Flexion/Adduktion
Bewegungsauftrag	→ Die Finger strecken und spreizen und
	→ das Beugen und Schließen der Finger durch die Therapeutin oder den Therapeuten abbremsen.

Merkpunkte
- Zuviel Dorsalextension des Handgelenkes bremst die Extension/Abduktion der Finger durch eine aktive Insuffizienz.
- Rotations-0-Stellung des Schultergelenkes beibehalten.
- Zuerst die Grundgelenke (lumbrikale Fingerstellung) und dann die Mittel- und Endgelenke II–V gegen Widerstand flektieren.
- Bei Kraftlosigkeit der Finger an die enge funktionelle Koppelung der Finger-Flexoren mit den Finger-Adduktoren und den Daumen-Funktionen denken.

Ziel
- ↑ Exzentrische Kontraktionsfähigkeit der Finger-Flexoren
    - ↑ Verlängerungsfähigkeit der Finger-Flexoren
    - ↑ Bewegungsausmaß der Finger-Extension
- ↑ Konzentrische Kontraktionsfähigkeit der Finger-Extensoren
    - ↑ Kraftentfaltung der Finger-Extensoren
- ↑ Funktioneller Synergismus der Finger-Flexoren und der Finger-Extensoren
    - ↑ Koordination der Fingerbewegungen
- ↓ Rücklaufende Bremsimpulse der Finger-Flexoren auf die PB Thorax-Hebung
    - ↓ Weiterlaufende Bremsimpulse auf die PBs Becken-Kippung und Nacken-Streckung
    - ↓ Rücklaufende Bremsimpulse auf die Extremitäten
- ↑ **Globales Bewegungsmuster der aufrechten Haltung und Bewegung**

Finger-Flexion

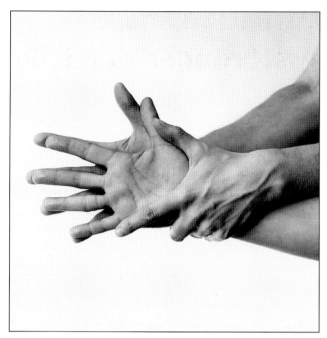
Ausgangsstellung: Finger-Extension/Abduktion (Divergenz)

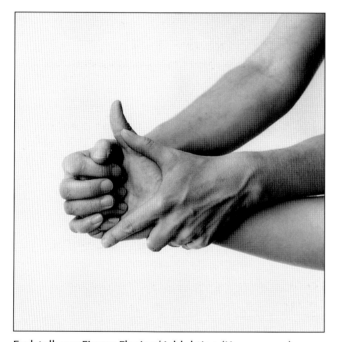
Endstellung: Finger-Flexion/Adduktion (Konvergenz)

Agistisch-exzentrische Kontraktionsmaßnahme gegen die Funktionsstörungen durch die Finger-Adduktoren

Störungsursache	Verminderte exzentrische Kontraktionsfähigkeit der Finger-Adduktoren II–V
Funktionstests	– HWS-Inklination und/oder -Rotation – Th 5-Wippen – Handöffnung

Durchführung Am Beispiel der Finger-Adduktoren (rechts)

Ausgangsstellung	Handöffnung und Finger-Extension/Abduktion
Endstellung	Handöffnung und Finger-Extension/Abduktion
Griff	Palmare Hand: Gabel-Griff zur Stabilisation des Handgelenkes in leichter Dorsalextension
	Dorsale Hand: Greift grundgelenksnah jeweils zwei Finger
Th.-Widerstand	In Richtung Finger-Adduktion

Variante

Griff	*Die dorsale Hand umfaßt flächig alle Finger (ohne Abb.)*
Th.-Widerstand	*Für alle Finger gemeinsam vom Klein- und vom Zeigefinger ausgehend in Richtung Finger-Adduktion*
Bewegungsauftrag	→ Hand und Finger öffnen und spreizen und → das Schließen der Finger durch die Therapeutin oder den Therapeuten abbremsen.

Merkpunkte
- Wenig Kraft anwenden.
- Je weiter distal der Widerstand gegeben wird, desto größer ist der Hebelarm.

Ziel
- ↑ Exzentrische Kontraktionsfähigkeit der Finger-Adduktoren
  - ↑ Verlängerungsfähigkeit der Finger-Adduktoren
  - ↑ Bewegungsausmaß der Finger-Abduktion
- ↑ Konzentrische Kontraktionsfähigkeit der Finger-Abduktoren
  - ↑ Kraftentfaltung der Finger-Abduktoren
- ↑ Funktioneller Synergismus der Finger-Adduktoren und der Finger-Abduktoren
  - ↑ Koordination der Fingerbewegungen
- ↓ Rücklaufende Bremsimpulse der Finger-Adduktoren auf die PB Thorax-Hebung
  - ↓ Weiterlaufende Bremsimpulse auf die PBs Becken-Kippung und Nacken-Streckung
  - ↓ Auslaufende Bremsimpulse auf die Extremitäten
- **↑ Globales Bewegungsmuster der aufrechten Haltung und Bewegung**

Finger-Adduktion

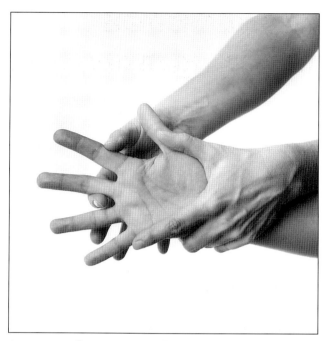

Ausgangsstellung: Finger-Abduktion

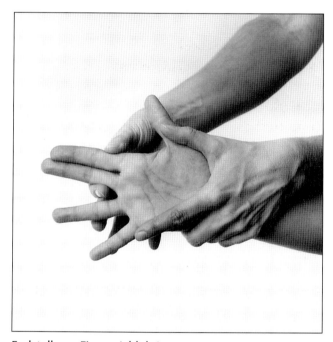

Endstellung: Finger-Adduktion

Agistisch-exzentrische Kontraktionsmaßnahme gegen die Funktionsstörungen durch die Daumen-Oppositoren

Störungsursache	Verminderte exzentrische Kontraktionsfähigkeit der Daumen-Oppositoren

Funktionstests
– HWS-Rotation
– Th 5-Wippen
– Skapula-Drehung

Durchführung Am Beispiel der Daumen-Oppositoren (rechts)

Ausgangsstellung	Handöffnung und Daumen-Reposition/Extension
Endstellung	Daumen-Opposition
Griff	Dorsale Hand: Stabilisiert das Handgelenk und den distalen Unterarm
	Palmare Hand: Der Daumen greift flächig von dorsal auf den Daumen des Patienten
ASTE-Variante	*Der/die Therapeut/in steht vor dem Patienten (ohne Abb.)*
Th.-Widerstand	In Richtung Daumen-Opposition
Bewegungsauftrag	→ Den Daumen und die Finger spreizen und öffnen und
	→ die Kreisbewegung des Daumens in Richtung des Kleinfingers durch die Therapeutin oder den Therapeuten abbremsen.
Variante	*Daumen-Opposition/Flexion*
Durchführung	*Wie oben, nur daß am Ende der Oppositionsbewegung der Daumen gegen den Widerstand des Patienten noch in die Flexion gebracht wird.*

Merkpunkte
- Standardmäßig die Daumen-Atlas-Schlinge prüfen.
- Das Abknicken im Daumengrundgelenk vermeiden.

Ziel
↑ Exzentrische Kontraktionsfähigkeit der an der Daumen-Opposition beteiligten Muskelfunktionen
　↑ Verlängerungsfähigkeit der Daumen-Oppositoren
　↑ Bewegungsausmaß der Reposition des Daumens
↑ Konzentrische Kontraktionsfähigkeit der an der Reposition des Daumens beteiligten Muskelfunktionen
　↑ Kraftentfaltung der Daumenbewegung
↑ Funktioneller Synergismus der Daumen-Oppositoren und der Daumen-Repositoren
　↑ Koordination der Daumen- und Fingerbewegungen
↓ Rücklaufende Bremsimpulse der Daumen-Oppositoren auf die PB Thorax-Hebung
　↓ Weiterlaufende Bremsimpulse auf die PBs Becken-Kippung und Nacken-Streckung (Kopf-Rotation)
　↓ Auslaufende Bremsimpulse auf die Extremitäten
↑ Globales Bewegungsmuster der aufrechten Haltung und Bewegung

Daumen-Opposition

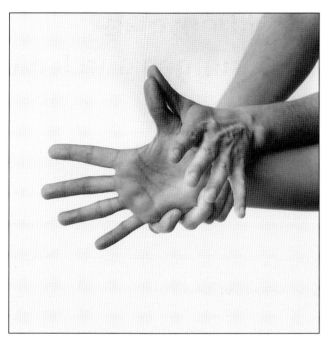

Ausgangsstellung: Reposition

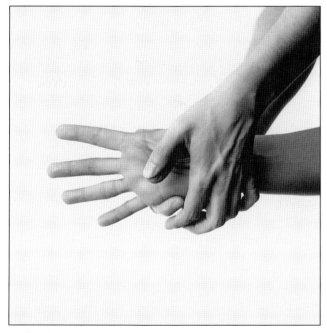

Endstellung: Opposition

Agistisch-exzentrische Kontraktionsmaß-nahme gegen die Funktionsstörungen durch die palmaren Daumen-Adduktoren

Störungsursache   Verminderte exzentrische Kontraktionsfähigkeit der palmaren Daumen-Adduktoren

Funktionstests
- HWS-Rotation
- Th 5-Wippen
- Skapula-Drehung

Durchführung   Am Beispiel der palmaren Daumen-Adduktoren (rechts)

Ausgangsstellung	Hand- und Fingeröffnung und den Daumen abspreizen («Krokodilsmaul»)
Endstellung	Palmare Daumen-Adduktion
Griff	Dorsale Hand: Stabilisiert das Handgelenk in leichter Dorsalextension und den distalen Unterarm
	Palmare Hand: Daumenballen liegt an der Grundphalanx des Daumens und am Metakarpale und gibt Widerstand
Th.-Widerstand	In Richtung palmarer Daumen-Adduktion
Bewegungsauftrag	→ Den Daumen von der Handinnenfläche entfernen und
	→ die Bewegung des Daumens zur Handinnenfläche durch die Therapeutin oder den Therapeuten abbremsen.

Merkpunkte
- Das Abknicken im Daumengrundgelenk vermeiden.
- Wiederholte Palmar-Flexion des Handgelenkes könnte ein Hinweis sein, daß eine andere aktuelle Staffelung der Störfaktoren vorliegt.
- Bei Kraftlosigkeit im Daumen muß immer an den engen funktionellen Zusammenhang zur Daumen-Opposition und zu den Finger-Funktionen gedacht werden.
- Kontrakturen der palmaren Daumen-Adduktoren bei Störungen der Daumen-Atlas-Schlinge berücksichtigen.

Ziel
- ↑ Exzentrische Kontraktionsfähigkeit der palmaren Daumen-Adduktoren
    - ↑ Verlängerungsfähigkeit der palmaren Daumen-Adduktoren
    - ↑ Bewegungsausmaß der palmaren Daumen-Abduktion
- ↑ Konzentrische Kontraktionsfähigkeit der palmaren Daumen-Abduktoren
    - ↑ Kraftentfaltung der palmaren Daumen-Abduktoren
- ↑ Funktioneller Synergismus der palmaren Daumen-Adduktoren und der palmaren Daumen-Abduktoren
    - ↑ Koordination der Daumen- und Fingerbewegungen
- ↓ Rücklaufende Bremsimpulse der palmaren Daumen-Adduktoren auf die PB Thorax-Hebung
    - ↓ Weiterlaufende Bremsimpulse auf die PBs Becken-Kippung und Nacken-Streckung (Kopf-Rotation)
    - ↓ Auslaufende Bremsimpulse auf die Extremitäten
- **↑ Globales Bewegungsmuster der aufrechten Haltung und Bewegung**

Palmare Daumen-Adduktion

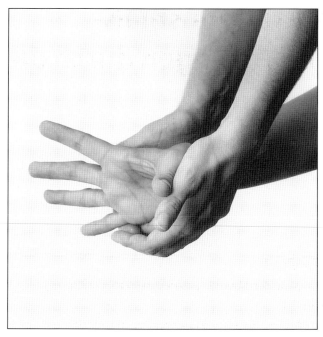
Ausgangsstellung: palmare Abduktion

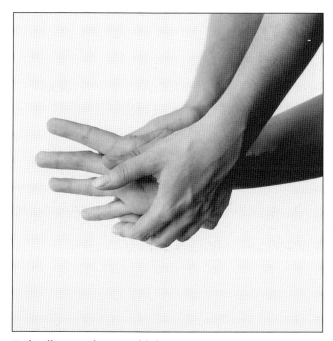
Endstellung: palmare Adduktion

Agistisch-exzentrische Kontraktionsmaßnahme gegen die Funktionsstörungen durch die radialen Daumen-Adduktoren

Störungsursache	Verminderte exzentrische Kontraktionsfähigkeit der radialen Daumen-Adduktoren
Funktionstests	– HWS-Inklination und/oder -Rotation – Th 5-Wippen – Skapula-Drehung
Durchführung	Am Beispiel der radialen Daumen-Adduktoren (rechts)

	Ausgangsstellung	Hand- und Fingeröffnung und Daumen nach radial abspreizen («Pistolen-Stellung»)
	Endstellung	Radiale Daumen-Adduktion
	Griff	Dorsale Hand: Stabilisiert das Handgelenk in leichter Dorsalextension und den distalen Unterarm Palmare Hand: Daumen- und Handballen umfassen den Daumen des Patienten
	Th.-Widerstand	In Richtung radialer Daumen-Adduktion
	Bewegungsauftrag	→ Den Daumen abspreizen und → die Bewegung des Daumens zum Zeigefinger durch die Therapeutin oder den Therapeuten abbremsen.

Merkpunkte
- Den Hauptwiderstand an der Daumengrundphalanx und am Metakarpale I geben.
- Das Zusammendrücken der Hand vermeiden.

Ziel
↑ Exzentrische Kontraktionsfähigkeit der radialen Daumen-Adduktoren
   ↑ Verlängerungsfähigkeit der radialen Daumen-Adduktoren
   ↑ Bewegungsausmaß der radialen Daumen-Abduktion
↑ Konzentrische Kontraktionsfähigkeit der radialen Daumen-Abduktoren
   ↑ Kraftentfaltung der radialen Daumen-Abduktoren
↑ Funktioneller Synergismus der radialen Daumen-Adduktoren und der radialen Daumen-Abduktoren
   ↑ Koordination der Daumen- und Fingerbewegungen
↓ Rücklaufende Bremsimpulse der radialen Daumen-Adduktoren auf die PB Thorax-Hebung
   ↓ Weiterlaufende Bremsimpulse auf die PBs Becken-Kippung und Nacken-Streckung
   ↓ Auslaufende Bremsimpulse auf die Extremitäten
↑ Globales Bewegungsmuster der aufrechten Haltung und Bewegung

Radiale Daumen-Adduktion

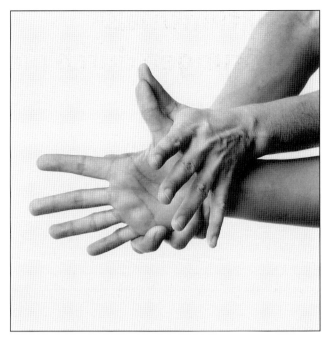
Ausgangsstellung: radiale Abduktion

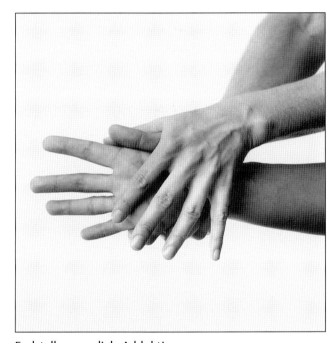
Endstellung: radiale Adduktion

Agistisch-exzentrische Kontraktionsmaßnahme gegen die Funktionsstörungen durch die Kleinfinger-Oppositoren

Störungsursache	Verminderte exzentrische Kontraktionsfähigkeit der Kleinfinger-Oppositoren
Funktionstests	– HWS-Rotation – Th 5-Wippen – Handöffnung

Durchführung Am Beispiel der Kleinfinger-Oppositoren (rechts)

Ausgangsstellung	Hand- und Fingeröffnung
Endstellung	Kleinfinger-Opposition
Griff	Palmare Hand: Stabilisiert das Handgelenk in leichter Dorsalextension und den distalen Unterarm
	Dorsale Hand: Umgreift Kleinfinger und Kleinfingerballen
Th.-Widerstand	In Richtung Kleinfinger-Opposition
Bewegungsauftrag	→ Den Kleinfinger zusammen mit den anderen Fingern strecken und abspreizen und
	→ die Bewegung des Kleinfingers in Richtung Daumen durch die Therapeutin oder den Therapeuten abbremsen.

Merkpunkte
- Mit wenig Kraft arbeiten.
- Palmarflexion im Handgelenk vermeiden.

Ziel
- ↑ Exzentrische Kontraktionsfähigkeit der Kleinfinger-Oppositoren
  - ↑ Verlängerungsfähigkeit der Kleinfinger-Oppositoren
  - ↑ Bewegungsausmaß der Kleinfinger-Reposition und der Fingeröffnung
- ↑ Konzentrische Kontraktionsfähigkeit der Kleinfinger-Repositoren und der Finger-Extensoren
  - ↑ Kraftentfaltung aller Finger-Extensoren/Abduktoren
- ↑ Funktioneller Synergismus der Kleinfinger-Oppositoren und der Fingeröffnung
  - ↑ Koordination der Finger- und Handbewegungen
- ↓ Rücklaufende Bremsimpulse der Kleinfinger-Oppositoren auf die PB Thorax-Hebung
  - ↓ Weiterlaufende Bremsimpulse auf die PBs Becken-Kippung und Nacken-Streckung
  - ↓ Auslaufende Bremsimpulse auf die Extremitäten
- **↑ Globales Bewegungsmuster der aufrechten Haltung und Bewegung**

Kleinfinger-Opposition

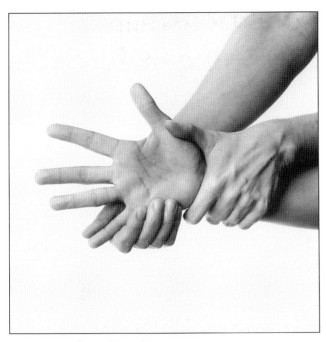

Ausgangsstellung: Reposition

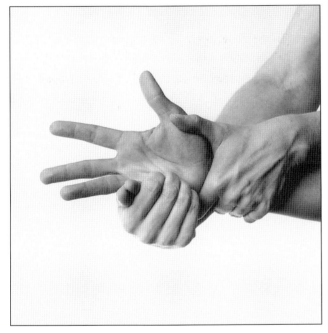

Endstellung: Opposition

Agistisch-exzentrische Kontraktionsmaßnahme gegen die Funktionsstörungen durch die Daumen-Kleinfinger-Oppositoren

Störungsursache	Verminderte exzentrische Kontraktionsfähigkeit der Daumen-Kleinfinger-Oppositoren
Funktionstests	– HWS-Rotation
	– Th 5-Wippen
	– Handöffnung

Durchführung   Am Beispiel der Daumen-Kleinfinger-Oppositoren (rechts)

Ausgangsstellung	Hand- und Fingeröffnung
Endstellung	Daumen-Kleinfinger-Opposition
Griff	Ulnare Hand: Umgreift den Kleinfinger und den Kleinfingerballen
	Radiale Hand: Umgreift den Daumen und den Daumenballen
Th.-Widerstand	In Richtung Daumen-Kleinfinger-Opposition
Bewegungsauftrag	→ Die Hand öffnen,
	→ die Finger spreizen und strecken und
	→ die Bewegung von Daumen und Kleinfinger zueinander durch die Therapeutin oder den Therapeuten abbremsen.

Merkpunkt
- Palmarflexion im Handgelenk vermeiden.

Ziel
- ↑ Exzentrische Kontraktionsfähigkeit der Daumen-Kleinfinger-Oppositoren
  - ↑ Verlängerungsfähigkeit der Daumen-Kleinfinger-Oppositoren
  - ↑ Bewegungsausmaß der Daumen-Kleinfinger-Reposition
- ↑ Konzentrische Kontraktionsfähigkeit der Daumen-Kleinfinger-Repositoren
  - ↑ Kraftentfaltung der Daumen-Kleinfinger-Repositoren
- ↑ Funktioneller Synergismus der Daumen-Kleinfinger-Oppositoren und der Daumen-Kleinfinger-Repositoren
  - ↑ Koordination der Finger- und Handbewegungen
- ↓ Rücklaufende Bremsimpulse der Daumen-Kleinfinger-Oppositoren auf die PB Thorax-Hebung
  - ↓ Weiterlaufende Bremsimpulse auf die PBs Becken-Kippung und Nacken-Streckung
  - ↓ Auslaufende Bremsimpulse auf die Extremitäten
- ↑ **Globales Bewegungsmuster der aufrechten Haltung und Bewegung**

Daumen-Kleinfinger-Opposition

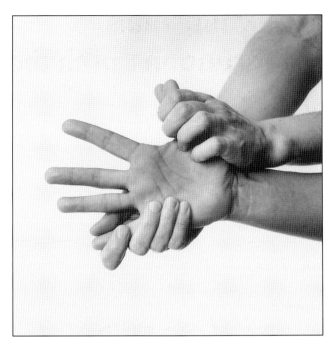

Ausgangsstellung: Reposition

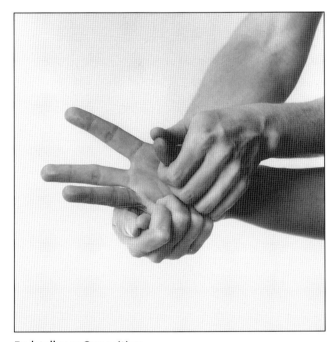

Endstellung: Opposition

Agistisch-exzentrische Kontraktionsmaßnahme gegen die Funktionsstörungen durch die metakarpalen Adduktoren

Störungsursache Verminderte exzentrische Kontraktionsfähigkeit der metakarpalen Adduktoren

Funktionstests
- HWS-Inklination und/oder -Rotation
- Th 5-Wippen
- Handöffnung

Durchführung Am Beispiel der metakarpalen Adduktoren (rechts)

Ausgangsstellung	Hand- und Fingeröffnung mit metakarpaler Abduktion
Endstellung	Metakarpale Adduktion
Griff	Ventrale Hand: Stabilisiert das Handgelenk und den distalen Unterarm mit dem «Gabel-Griff»
	Dorsale Hand: Umgreift den Handrücken
Th.-Widerstand	In Richtung metakarpale Adduktion
Bewegungsauftrag	→ Hand und Finger spreizen und
	→ das Zusammendrücken der Handfläche durch die Therapeutin oder den Therapeuten langsam abbremsen.

Merkpunkte
- Mit wenig Kraft arbeiten.
- Das Verschieben der Metakarpalia vermeiden.
- Die Koppelung mit Daumen- und Fingerfunktionen bedenken.

Ziel
- ↑ Exzentrische Kontraktionsfähigkeit der metakarpalen Adduktoren
  - ↑ Verlängerungsfähigkeit der metakarpalen Adduktoren
  - ↑ Bewegungsausmaß der Handflächenöffnung
- ↑ Konzentrische Kontraktionsfähigkeit der metakarpalen Abduktoren
  - ↑ Kraftentfaltung der metakarpalen Abduktoren
- ↑ Funktioneller Synergismus der metakarpalen Adduktoren und der metakarpalen Abduktoren
  - ↑ Koordination von Hand- und Fingerbewegungen
- ↑ Rücklaufende Bremsimpulse der metakarpalen Adduktoren auf die PB Thorax-Hebung
  - ↓ Weiterlaufende Bremsimpulse auf die PBs Becken-Kippung und Nacken-Streckung
  - ↓ Auslaufende Bremsimpulse auf die Extremitäten
- **↑ Globales Bewegungsmuster der aufrechten Haltung und Bewegung**

Metakarpale Adduktion

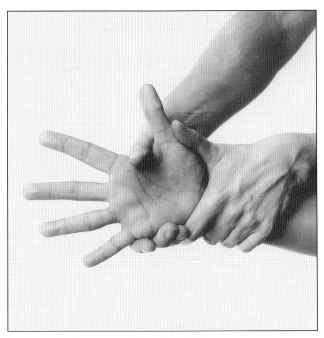

Ausgangsstellung: metakarpale Abduktion

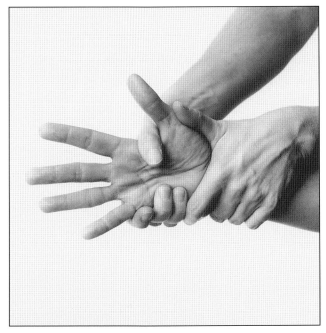

Endstellung: metakarpale Adduktion

Agistisch-exzentrische Kontraktionsmaßnahme gegen die Funktionsstörungen durch die Palmarflexoren der Hand

Störungsursache	Verminderte exzentrische Kontraktionsfähigkeit der Palmarflexoren
Funktionstests	– Gang: Armpendel
	– Th 5-Wippen
	– Skapula-Drehung

Durchführung Am Beispiel der Palmarflexoren (rechts)

Ausgangsstellung	Dorsalextension im Handgelenk
Endstellung	Palmarflexion im Handgelenk
Griff	Ventrale Hand: Umfasst den distalen Unterarm
	Dorsale Hand: Umfaßt mit lumbrikalem Griff den Handrücken
Th.-Widerstand	In Richtung Palmarflexion
Bewegungsauftrag	→ Die Hand nach hinten führen,
	→ Finger und Hand locker öffnen und
	→ die Bewegung der Hand in Richtung Bauch durch die Therapeutin oder den Therapeuten abbremsen.

Merkpunkte
- Ausweichbewegung in der Schulter, z. B. Abduktion/Innenrotation, vermeiden.
- Maximal extendierte Finger bremsen das Bewegungsausmaß der Dorsalextension des Handgelenkes (aktive Insuffizienz der Finger- und Handflexoren).
- Am Ende der Bewegung nicht «nachdrücken», da dort häufig eine Kraftminderung («Kraftloch») zu spüren ist.

Ziel
- ↑ Exzentrische Kontraktionsfähigkeit der Palmarflexoren der Hand
    - ↑ Verlängerungsfähigkeit der Palmarflexoren
    - ↑ Bewegungsausmaß der Dorsalextension
- ↑ Konzentrische Kontraktionsfähigkeit der Dorsalextensoren der Hand
    - ↑ Kraftentfaltung der Dorsalextensoren
- ↑ Funktioneller Synergismus der Palmarflexoren und der Dorsalextensoren der Hand
    - ↑ Koordination der Hand- und Fingerbewegungen
- ↓ Rücklaufende Bremsimpulse der Palmarflexoren auf die PB Thorax-Hebung
    - ↓ Weiterlaufende Bremsimpulse auf die PBs Becken-Kippung und Nacken-Streckung
    - ↓ Auslaufende Bremsimpulse auf die Extremitäten
- ↑ **Globales Bewegungsmuster der aufrechten Haltung und Bewegung**

Palmarflexion der Hand

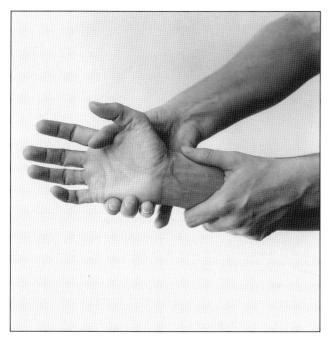

Ausgangsstellung: Dorsalextension

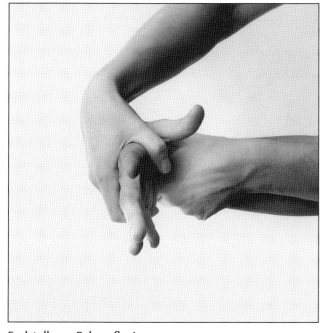

Endstellung: Palmarflexion

Agistisch-exzentrische Kontraktionsmaßnahme gegen die Funktionsstörungen durch die Dorsalextensoren der Hand

Störungsursache Verminderte exzentrische Kontraktionsfähigkeit der Dorsalextensoren des Handgelenkes

Funktionstests
- HWS-Inklination und/oder -Rotation
- Th 5-Wippen
- Skapula-Drehung

Durchführung Am Beispiel der Handgelenks-Dorsalextensoren (rechts)

Ausgangsstellung	Palmarflexion im Handgelenk
Endstellung	Dorsalextension im Handgelenk
Griff	Palmare Hand: Umfaßt mit lumbrikalem Griff die Handinnenfläche
	Dorsale Hand: Stabilisiert den distalen Unterarm
Th.-Widerstand	In Richtung Dorsalextension
Bewegungsauftrag	→ Die Hand in Richtung Bauch bewegen (beugen),
	→ die Finger locker öffnen und
	→ die Bewegung der Hand nach hinten durch die Therapeutin oder den Therapeuten abbremsen.

Merkpunkte
- Ausweichbewegungen der Schulter vermeiden.
- Aktive Insuffizienz der Fingermuskulatur vermeiden, d. h., die Finger nicht endgradig extendieren, um das volle Bewegungsausmaß der Dorsalextension zu erreichen.

Ziel
↑ Exzentrische Kontraktionsfähigkeit Dorsalextensoren der Hand
　↑ Verlängerungsfähigkeit Dorsalextensoren der Hand
　↑ Bewegungsausmaß der Palmarflexion
↑ Konzentrische Kontraktionsfähigkeit der Palmarflexoren
　↑ Kraftentfaltung der Palmarflexoren
↑ Funktioneller Synergismus der Dorsalextensoren und der Palmarflexoren der Hand
　↑ Koordination der Handgelenksbewegungen
↓ Rücklaufende Bremsimpulse der Dorsalextensoren der Hand auf die PB Thorax-Hebung
　↓ Weiterlaufende Bremsimpulse auf die PBs Becken-Kippung und Nacken-Streckung
　↓ Auslaufende Bremsimpulse auf die Extremitäten
↑ **Globales Bewegungsmuster der aufrechten Haltung und Bewegung**

Dorsalextension der Hand

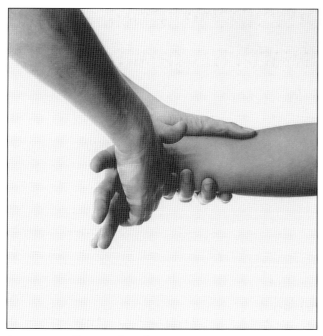

Ausgangsstellung: Palmarflexion

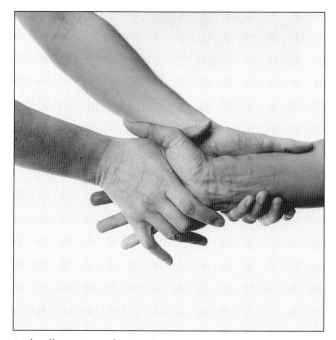

Endstellung: Dorsalextension

Agistisch-exzentrische Kontraktionsmaßnahme gegen die Funktionsstörungen durch die Radialabduktoren der Hand

Störungsursache	Verminderte exzentrische Kontraktionsfähigkeit der Radialabduktoren des Handgelenkes
Funktionstests	– HWS-Inklination und/oder -Rotation
	– Th 5-Wippen
	– Skapula-Drehung

Durchführung Am Beispiel der Radialabduktoren des Handgelenkes (rechts)

Ausgangsstellung	Ulnarabduktion
Endstellung	Radialabduktion
Griff	Palmare Hand: Umgreift von ulnar die Handinnenfläche
	Dorsale Hand: Umgreift von radial die Handaußenfläche ohne den Daumen
Griff-Variante	*Palmare Hand wie oben und dorsale Hand am distalen Unterarm*
	(vgl. Ulnarabduktion S. 38)
Th.-Widerstand	In Richtung Radialabduktion
Bewegungsauftrag	→ Hand und Finger locker öffnen,
	→ die Kleinfingerseite des Handgelenkes nach unten bewegen und
	→ die Bewegung nach oben durch die Therapeutin oder den Therapeuten abbremsen.

Merkpunkte
- Palmarflexion im Handgelenk vermeiden.
- Die Koppelung der Daumen- und Fingerfunktionen beachten.

Ziel
- ↑ Exzentrische Kontraktionsfähigkeit der Radialabduktoren der Hand
  - ↑ Verlängerungsfähigkeit der Radialabduktoren der Hand
  - ↑ Bewegungsausmaß der Ulnarabduktion
- ↑ Konzentrische Kontraktionsfähigkeit der Ulnarabduktoren der Hand
  - ↑ Kraftentfaltung der Ulnarabduktoren
- ↑ Funktioneller Synergismus der Radialabduktoren und der Ulnarabduktoren der Hand
  - ↑ Koordination der Hand- und Fingerbewegungen
- ↓ Rücklaufende Bremsimpulse der Radialabduktoren der Hand auf die PB Thorax-Hebung
  - ↓ Weiterlaufende Bremsimpulse auf die PBs Becken-Kippung und Nacken-Streckung
  - ↓ Auslaufende Bremsimpulse auf die Extremitäten
- **↑ Globales Bewegungsmuster der aufrechten Haltung und Bewegung**

Radialabduktion der Hand

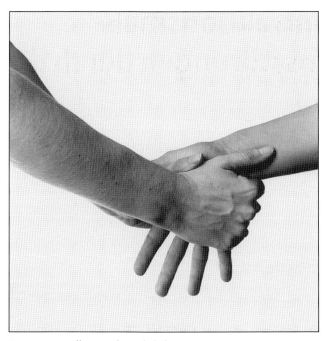

Ausgangsstellung: Ulnarabduktion

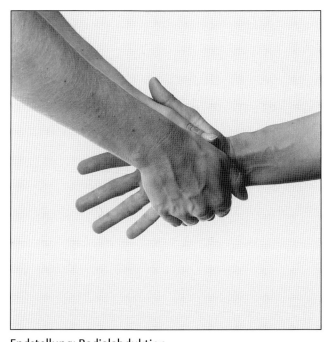

Endstellung: Radialabduktion

Agistisch-exzentrische Kontraktionsmaßnahme gegen die Funktionsstörungen durch die Ulnarabduktoren der Hand

Störungsursache Verminderte exzentrische Kontraktionsfähigkeit der Ulnarabduktoren des Handgelenkes

Funktionstests
- HWS-Inklination
- Th 5-Wippen
- Dorsalextension im Handgelenk

Durchführung Am Beispiel der Ulnarabduktoren des Handgelenkes (rechts)

Ausgangsstellung	Radialabduktion
Endstellung	Ulnarabduktion
Griff	Palmare Hand: Umgreift zwischen Daumen und Zeigefinger die Handinnenfläche
	Dorsale Hand: Stabilisiert den distalen Unterarm
Griff-Variante	*Beide Hände umfassen den Handteller (vgl. Hand-Radialabduktion S. 36)*
Th.-Widerstand	In Richtung Ulnarabduktion
Bewegungsauftrag	→ Hand und Finger locker öffnen,
	→ Daumenseite der Hand nach oben bewegen und
	→ die Bewegung nach unten durch die Therapeutin oder den Therapeuten abbremsen.

Merkpunkte
- Hand und Finger bleiben geöffnet.
- An die Koppelung der Ulnarabduktion mit der Palmarflexion des Handgelenkes und der Pronation des Ellenbogens denken.

Ziel
- ↑ Exzentrische Kontraktionsfähigkeit der Ulnarabduktoren der Hand
  - ↑ Verlängerungsfähigkeit der Ulnarabduktoren der Hand
  - ↑ Bewegungsausmaß der Radialabduktion
- ↑ Konzentrische Kontraktionsfähigkeit der Radialabduktoren der Hand
  - ↑ Kraftentfaltung der Radialabduktoren
- ↑ Funktioneller Synergismus der Ulnarabduktoren und der Radialabduktoren der Hand
  - ↑ Koordination der Hand- und Fingerbewegungen
- ↓ Rücklaufende Bremsimpulse der Ulnarabduktoren der Hand auf die PB Thorax-Hebung
  - ↓ Weiterlaufende Bremsimpulse auf die PBs Becken-Kippung und Nacken-Streckung
  - ↓ Auslaufende Bremsimpulse auf die Extremitäten
- **↑ Globales Bewegungsmuster der aufrechten Haltung und Bewegung**

Ulnarabduktion der Hand

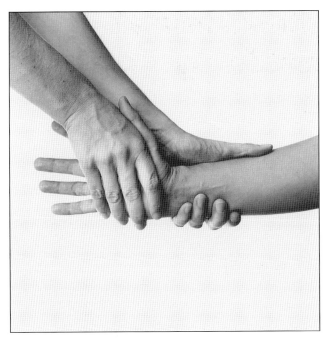
Ausgangsstellung: Radialabduktion

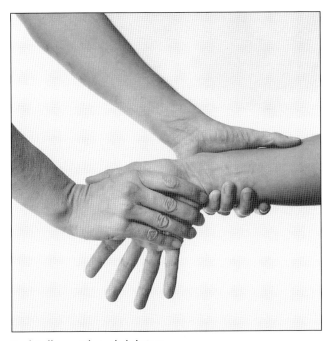
Endstellung: Ulnarabduktion

Agistisch-exzentrische Kontraktionsmaßnahme gegen die Funktionsstörungen durch die Unterarm-Pronatoren

Störungsursache   Verminderte exzentrische Kontraktionsfähigkeit der Pronatoren

Funktionstests
- HWS-Rotation
- Th 5-Wippen
- Skapula-Drehung

Durchführung   Am Beispiel der Pronatoren (rechts)

Ausgangsstellung	Supination
Endstellung	Pronation
Griff	Palmare Hand: Umgreift die Handinnenfläche und stabilisiert das Handgelenk
	Dorsale Hand: Stabilisiert das Handgelenk und umgreift den distalen Unterarm
Th.-Widerstand	In Richtung Pronation
Bewegungsauftrag	→ Daumen nach außen drehen, so daß die Handinnenfläche zur Decke zeigt,
	→ und die Drehung von Hand und Unterarm in Richtung Boden durch die Therapeutin oder den Therapeuten abbremsen.

Merkpunkte
- Besteht eine pronatorische Fehlstellung im Ellenbogengelenk ohne Abduktion/Innenrotation des Schultergelenkes, so könnte dies ein Hinweis darauf sein, daß die Pronation eine Schutzfunktion für eine Hand- bzw. Fingerfunktion übernimmt.
- An die enge funktionelle Verbindung zu den Daumenfunktionen denken.

Ziel
- ↑ Exzentrische Kontraktionsfähigkeit der Pronatoren des Unterarmes
    - ↑ Verlängerungsfähigkeit der Pronatoren
    - ↑ Bewegungsausmaß der Supination
- ↑ Konzentrische Kontraktionsfähigkeit der Supinatoren des Unterarmes
    - ↑ Kraftentfaltung der Supinatoren
- ↑ Funktioneller Synergismus der Pronatoren und der Supinatoren des Unterarmes
    - ↑ Koordination der Hand- und Unterarmbewegungen
- ↓ Rücklaufende Bremsimpulse der Pronatoren auf die PB Thorax-Hebung
    - ↓ Weiterlaufende Bremsimpulse auf die PBs Becken-Kippung und Nacken-Streckung
    - ↓ Auslaufende Bremsimpulse auf die Extremitäten
- ↑ **Globales Bewegungsmuster der aufrechten Haltung und Bewegung**

Unterarm-Pronation

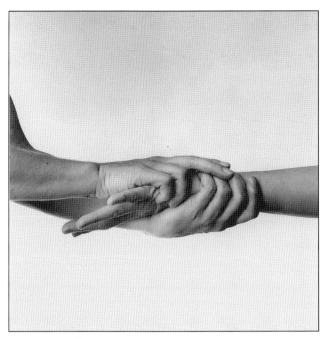

Ausgangsstellung: Supination

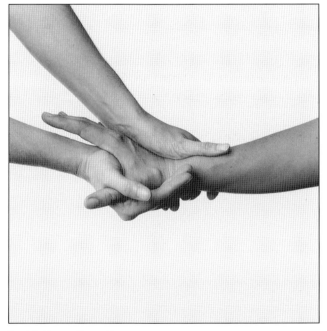

Endstellung: Pronation

Agistisch-exzentrische Kontraktionsmaßnahme gegen die Funktionsstörungen durch die Unterarm-Supinatoren

Störungsursache Verminderte exzentrische Kontraktionsfähigkeit der Supinatoren

Funktionstests
– HWS-Inklination
– Th 5-Wippen
– Außenrotation im Schultergelenk

Durchführung Am Beispiel der Supinatoren (rechts)

Ausgangsstellung	Pronation
Endstellung	Supination
Griff	Palmare Hand: Umgreift die Handinnenfläche und stabilisiert das Handgelenk
	Dorsale Hand: Stabilisiert das Handgelenk und umgreift den distalen Unterarm
Th.-Widerstand	In Richtung Supination
Bewegungsauftrag	→ Die Handinnenfläche und den Daumen zum Boden drehen und
	→ die Drehung von Hand und Unterarm nach oben durch die Therapeutin oder den Therapeuten abbremsen.

Merkpunkt
- Die Schultergelenks-Adduktion in der Ausgangsstellung und während der AEK könnte ein Hinweis auf eine reflektorisch gebremste Pronation oder andere mit ihr in enger funktioneller Verbindung stehende Funktionen sein.

Ziel
↑ Exzentrische Kontraktionsfähigkeit der Supinatoren des Unterarmes
  ↑ Verlängerungsfähigkeit der Supinatoren
  ↑ Bewegungsausmaß der Pronation
↑ Konzentrische Kontraktionsfähigkeit der Pronatoren des Unterarmes
  ↑ Kraftentfaltung der Pronatoren
↑ Funktioneller Synergismus der Pronatoren und der Supinatoren des Unterarmes
  ↑ Koordination der Schultergürtel- und Armbewegungen
↓ Rücklaufende Bremsimpulse der Supinatoren auf die PB Thorax-Hebung
  ↓ Weiterlaufende Bremsimpulse auf die PBs Becken-Kippung und Nacken-Streckung
  ↓ Auslaufende Bremsimpulse auf die Extremitäten
↑ **Globales Bewegungsmuster der aufrechten Haltung und Bewegung**

Unterarm-Supination

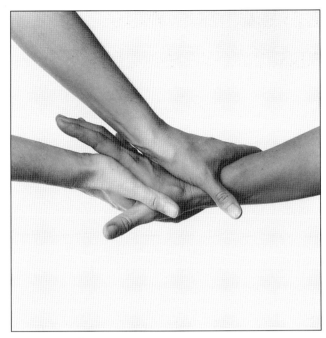

Ausgangsstellung: Pronation

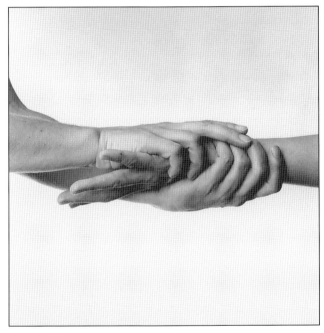

Endstellung: Supination

Agistisch-exzentrische Kontraktionsmaßnahme gegen die Funktionsstörungen durch die Ellenbogen-Flexoren

Störungsursache	Verminderte exzentrische Kontraktionsfähigkeit der Ellenbogen-Flexoren
Funktionstests	– Gang: Armpendel und vordere Schritthälfte des kontralateralen Beines – Th 5-Wippen – Skapula-Drehung

Durchführung Am Beispiel der Ellenbogen-Flexoren (rechts)

Ausgangsstellung	Gestreckter Arm mit Pronations-Supinations-Nullstellung
Endstellung	Ellenbogen-Flexion
Griff	Distale Hand: Umfaßt von ulnar den distalen Unterarm
	Proximale Hand: Umfaßt von dorsal den Ellenbogen
Th.-Widerstand	In Richtung Ellenbogen-Flexion
Bewegungsauftrag	→ Arm und Ellenbogen strecken
	→ und die Beugung des Ellenbogens durch die Therapeutin oder den Therapeuten abbremsen.

Merkpunkt
- Eine vermehrte Flexionsstellung des Ellenbogens kann durch eine Schultergürtel-Protraktion mit Schulter-Extension vorgetäuscht werden, da sich der Unterarm entsprechend der Schwerkraft einstellt.

Ziel
- ↑ Exzentrische Kontraktionsfähigkeit der Ellenbogen-Flexoren
    - ↑ Verlängerungsfähigkeit der Ellenbogen-Flexoren
    - ↑ Bewegungsausmaß der Ellenbogen-Extension
- ↑ Konzentrische Kontraktionsfähigkeit der Ellenbogen-Extensoren
    - ↑ Kraftentfaltung der Ellenbogen-Extensoren
- ↑ Funktioneller Synergismus der Ellenbogen-Flexoren und der Ellenbogen-Extensoren
    - ↑ Koordination der Arm- und Schulterfunktionen
- ↓ Rücklaufende Bremsimpulse der Ellenbogen-Flexoren auf die PB Thorax-Hebung
    - ↓ Weiterlaufende Bremsimpulse auf die PBs Becken-Kippung und Nacken-Streckung
    - ↓ Auslaufende Bremsimpulse auf die Extremitäten
- **↑ Globales Bewegungsmuster der aufrechten Haltung und Bewegung**

Ellenbogen-Flexion

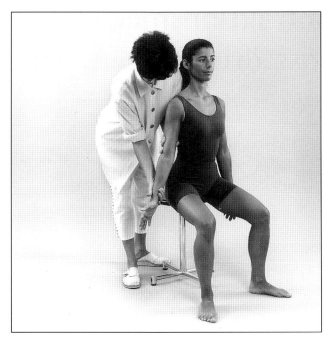

Ausgangsstellung: Extension

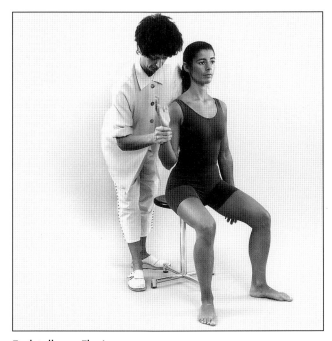

Endstellung: Flexion

Agistisch-exzentrische Kontraktionsmaßnahme gegen die Funktionsstörungen durch die Ellenbogen-Flexoren/Pronatoren

Störungsursache   Verminderte exzentrische Kontraktionsfähigkeit der Ellenbogen-Flexoren/Pronatoren

Funktionstests
- Gang: Armpendel und vordere Schritthälfte des kontralateralen Beines
- Th 5-Wippen
- Skapula-Drehung

Durchführung   Am Beispiel der Ellenbogen-Flexoren/Pronatoren (rechts)

Ausgangsstellung	Gestreckter Arm und Ellenbogen-Extension/Supination
Endstellung	Ellenbogen-Flexion/Pronation
Griff	Distale Hand: Umfaßt den distalen Unterarm
	Proximale Hand: Umfaßt den Ellenbogen von dorsal
Th.-Widerstand	In Richtung Ellenbogen-Flexion/Pronation
Bewegungsauftrag	→ Den Arm strecken und den Daumen nach außen drehen
	→ Die Beugung und das Einwärtsdrehen des Unterarmes durch die Therapeutin oder den Therapeuten abbremsen.

Merkpunkte
- Beim Therapeuten-Griff ist zu beachten, daß so weit um den Unterarm herumgegriffen wird, daß eine endgradige Pronationsbewegung durchgeführt werden kann.
- Eine vermehrte Flexionsstellung des Ellenbogens kann durch eine Schultergürtel-Protraktion mit Schulter-Extension vorgetäuscht werden, da sich der Unterarm entsprechend der Schwerkraft einstellt.

Ziel
- ↑ Exzentrische Kontraktionsfähigkeit der Ellenbogen-Flexoren/Pronatoren
  - ↑ Verlängerungsfähigkeit der Ellenbogen-Flexoren/Pronatoren
  - ↑ Bewegungsausmaß der Ellenbogen-Extension/Supination
- ↑ Konzentrische Kontraktionsfähigkeit der Ellenbogen-Extensoren/Supinatoren
  - ↑ Kraftentfaltung der Ellenbogen-Extensoren/Supinatoren
- ↑ Funktioneller Synergismus der Ellenbogen-Flexoren/Pronatoren und der Ellenbogen-Extensoren/Supinatoren
  - ↑ Koordination der Schultergürtel- und Armbewegungen
- ↓ Rücklaufende Bremsimpulse der Ellenbogen-Flexoren/Pronatoren auf die PB Thorax-Hebung
  - ↓ Weiterlaufende Bremsimpulse auf die PBs Becken-Kippung und Nacken-Streckung
  - ↓ Auslaufende Bremsimpulse auf die Extremitäten
- **↑ Globales Bewegungsmuster der aufrechten Haltung und Bewegung**

Ellenbogen-Flexion/Pronation

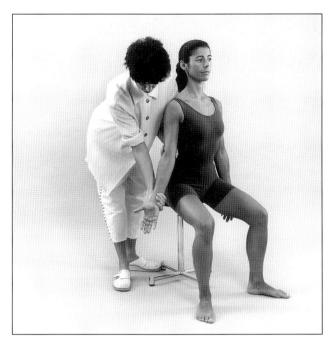

Ausgangsstellung: Extension/Supination

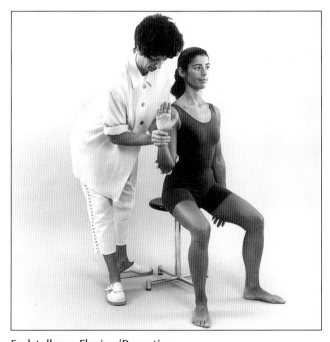

Endstellung: Flexion/Pronation

Agistisch-exzentrische Kontraktionsmaßnahme gegen die Funktionsstörungen durch die Ellenbogen-Flexoren/Supinatoren

Störungsursache Verminderte exzentrische Kontraktionsfähigkeit der Ellenbogen-Flexoren/Supinatoren

Funktionstests
– Gang: Armpendel und vordere Schritthälfte des kontralateralen Beines
– Th 5-Wippen
– Skapula-Drehung

Durchführung Am Beispiel der Ellenbogen-Flexoren/Supinatoren (rechts)

Ausgangsstellung	Gestreckter Arm und Ellenbogen in Pronation
Endstellung	Ellenbogen-Flexion/Supination
Griff	Distale Hand: Umfaßt den distalen Unterarm
	Proximale Hand: Umfaßt den Ellenbogen von dorsal
Th.-Widerstand	In Richtung Ellenbogen-Flexion/Supination
Bewegungsauftrag	→ Den Arm strecken und den Daumen nach innen drehen.
	→ Die Beugung und das Auswärtsdrehen des Unterarmes durch die Therapeutin oder den Therapeuten abbremsen.

Merkpunkte
- Beim Therapeuten-Griff ist zu beachten, daß so weit um den Unterarm herumgegriffen wird, daß eine endgradige Supinationsbewegung durchgeführt werden kann.
- Eine vermehrte Flexionsstellung des Ellenbogens kann durch eine Schultergürtel-Protraktion mit Schulter-Extension vorgetäuscht werden, da sich der Unterarm entsprechend der Schwerkraft einstellt.

Ziel
↑ Exzentrische Kontraktionsfähigkeit der Ellenbogen-Flexoren/Supinatoren
  ↑ Verlängerungsfähigkeit der Ellenbogen-Flexoren/Supinatoren
  ↑ Bewegungsausmaß der Ellenbogen-Extension/Pronation
↑ Konzentrische Kontraktionsfähigkeit der Ellenbogen-Extensoren/Pronatoren
  ↑ Kraftentfaltung der Ellenbogen-Extensoren/Pronatoren
↑ Funktioneller Synergismus der Ellenbogen-Flexoren/Supinatoren und der Ellenbogen-Extensoren/Pronatoren
  ↑ Koordination der Schultergürtel- und Armbewegungen
↓ Rücklaufende Bremsimpulse der Ellenbogen-Flexoren/Supinatoren auf die PB Thorax-Hebung
  ↓ Weiterlaufende Bremsimpulse auf die PBs Becken-Kippung und Nacken-Streckung
  ↓ Auslaufende Bremsimpulse auf die Extremitäten
↑ **Globales Bewegungsmuster der aufrechten Haltung und Bewegung**

Ellenbogen-Flexion/Supination

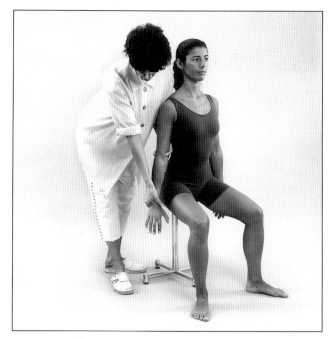

Ausgangsstellung: Extension/Pronation

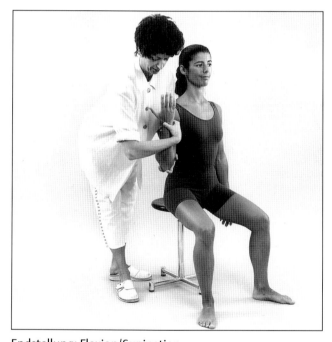

Endstellung: Flexion/Supination

Agistisch-exzentrische Kontraktionsmaßnahme gegen die Funktionsstörungen durch die Ellenbogen-Extensoren

Störungsursache	Verminderte exzentrische Kontraktionsfähigkeit der Ellenbogen-Extensoren

Funktionstests
- Skapula-Drehung
- Th 5-Wippen

Durchführung   Am Beispiel der Ellenbogen-Extensoren (rechts)

Ausgangsstellung	Ellenbogen-Flexion
Endstellung	Ellenbogen-Extension
Griff	Distale Hand: Umfaßt den distalen Unterarm und gibt den Widerstand
	Proximale Hand: Umfaßt den Ellenbogen und begleitet die Bewegung
Th.-Widerstand	In Richtung Ellenbogen-Extension
Bewegungsauftrag	→ Den Ellenbogen beugen und
	→ die Ellenbogen-Streckung durch die Therapeutin oder den Therapeuten abbremsen.

Variante

Ausgangsstellung	*Schulter-Elevation mit Ellenbogen-Flexion*
Endstellung	*Schulter-Elevation mit Ellenbogen-Extension*
Griff	*Distale Hand: Umfaßt den distalen Unterarm und gibt den Widerstand*
	Proximale Hand: Umfaßt den distalen Oberarm zur Stabilisation der Ellenbogenstellung
Th.-Widerstand	*In Richtung Ellenbogen-Extension*
Bewegungsauftrag	→ *Den Arm nach oben nehmen,*
	→ *den Ellenbogen hinter dem Kopf beugen und*
	→ *die Ellenbogen-Streckung durch die Therapeutin oder den Therapeuten abbremsen.*

Merkpunkt
- Gefahr des dorsalen Überhanges.

Ziel
- ↑ Exzentrische Kontraktionsfähigkeit der Ellenbogen-Extensoren
  - ↑ Verlängerungsfähigkeit der Ellenbogen-Extensoren
  - ↑ Bewegungsausmaß der Ellenbogen-Flexion
- ↑ Konzentrische Kontraktionsfähigkeit der Ellenbogen-Flexoren
  - ↑ Kraftentfaltung der Ellenbogen-Flexoren
- ↑ Funktioneller Synergismus der Ellenbogen-Extensoren und der Ellenbogen-Flexoren
  - ↑ Koordination der Schultergürtel- und Armbewegungen
- ↓ Rücklaufende Bremsimpulse der Ellenbogen-Extensoren auf die PB Thorax-Hebung
  - ↓ Weiterlaufende Bremsimpulse auf die PBs Becken-Kippung und Nacken-Streckung
  - ↓ Auslaufende Bremsimpulse auf die Extremitäten
- **↑ Globales Bewegungsmuster der aufrechten Haltung und Bewegung**

Ellenbogen-Extension

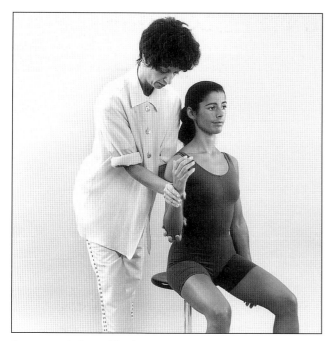

Ausgangsstellung: Flexion

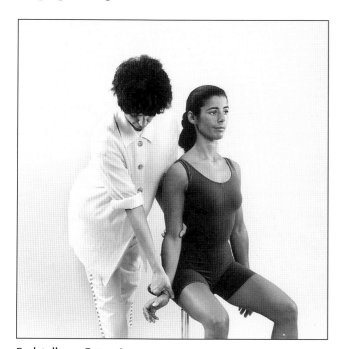

Endstellung: Extension

Variante

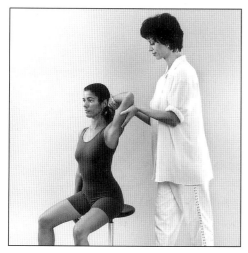 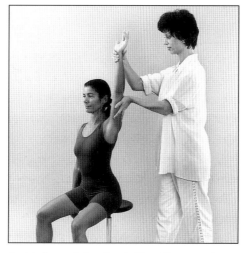

Ausgangsstellung: Flexion in Elevation   Endstellung: Extension in Elevation

Agistisch-exzentrische Kontraktionsmaßnahme gegen die Funktionsstörungen durch die Schulter-Innenrotatoren

Störungsursache	Verminderte exzentrische Kontraktionsfähigkeit der Schulter-Innenrotatoren
Funktionstests	– Gang: Armpendel und vordere Schritthälfte des kontralateralen Beines – Th 5-Wippen – Schulter-Außenrotation

Durchführung Am Beispiel der Schulter-Innenrotatoren (rechts)

Ausgangsstellung	Schulter-Außenrotation mit 90° Ellenbogen-Flexion
Endstellung	Schulter-Innenrotation mit 90° Ellenbogen-Flexion
Griff	Distale Hand: Umfaßt von dorsal den distalen Unterarm
	Proximale Hand: Umfaßt von unten den Ellenbogen
Th.-Widerstand	In Richtung Schulter-Innenrotation
Bewegungsauftrag	→ Den 90° gebeugten Arm nach außen drehen und
	→ die Innendrehung durch die Therapeutin oder den Therapeuten abbremsen.

Variante

Ausgangsstellung	*Schulter-Außenrotation mit Ellenbogen-Extension*
Endstellung	*Schulter-Innenrotation mit Ellenbogen-Extension*
Griff	*Distale Hand: Umfaßt von palmar den distalen Unterarm und begleitet die Bewegung*
	Proximale Hand: Umfaßt von palmar den distalen Oberarm und gibt den Widerstand
Th.-Widerstand	*In Richtung Schulter-Innenrotation*
Bewegungsauftrag	*→ Den gestreckten Arm nach außen drehen und*
	→ die Innendrehung durch die Therapeutin oder den Therapeuten abbremsen.

Merkpunkte
- Die Schulter-Abduktions- und -Extensionsbewegung als Kompensation bei mangelnder Außenrotation vermeiden.
- Die Thorax-Rotation vermeiden.
- Die Therapeutin oder der Therapeut darf die Armbewegung des Patienten nicht durch seine Ausgangsstellung behindern.

Ziel
- ↑ Exzentrische Kontraktionsfähigkeit der Schulter-Innenrotatoren
    - ↑ Verlängerungsfähigkeit der Schulter-Innenrotatoren
    - ↑ Bewegungsausmaß der Schulter-Außenrotation
- ↑ Konzentrische Kontraktionsfähigkeit der Schulter-Außenrotatoren
    - ↑ Kraftentfaltung der Schulter-Außenrotatoren
- ↑ Funktioneller Synergismus der Schulter-Innenrotatoren und der Schulter-Außenrotatoren
    - ↑ Koordination der Schultergürtel- und Armbewegungen
- ↓ Rücklaufende Bremsimpulse der Schulter-Innenrotatoren auf die PB Thorax-Hebung
    - ↓ Weiterlaufende Bremsimpulse auf die PBs Becken-Kippung und Nacken-Streckung
    - ↓ Auslaufende Bremsimpulse auf die Extremitäten
- **↑ Globales Bewegungsmuster der aufrechten Haltung und Bewegung**

Schulter-Innenrotation

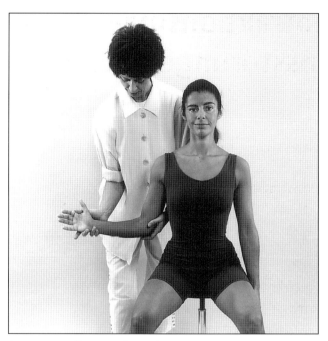

Ausgangsstellung: Außenrotation

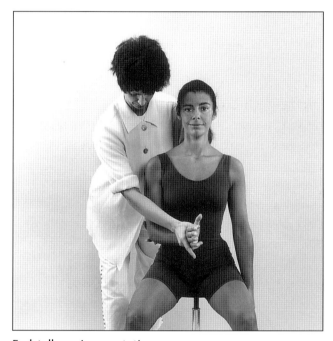

Endstellung: Innenrotation

Variante

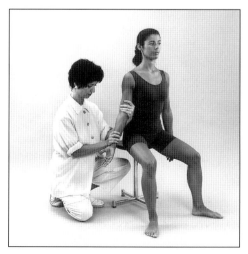

Ausgangsstellung: Außenrotation

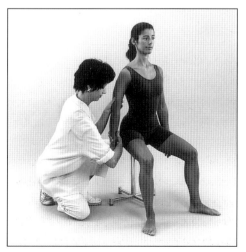

Endstellung: Innenrotation

Agistisch-exzentrische Kontraktionsmaßnahme gegen die Funktionsstörungen durch die Schulter-Außenrotatoren

Störungsursache	Verminderte exzentrische Kontraktionsfähigkeit der Schulter-Außenrotatoren
Funktionstests	– Gang: Armpendel und hintere Schritthälfte des kontralateralen Beines – Th 5-Wippen – Skapula-Drehung
Durchführung	Am Beispiel der Schulter-Außenrotatoren (rechts)

	Ausgangsstellung	Schulter-Innenrotation mit 90° Ellenbogen-Flexion
	Endstellung	Schulter-Außenrotation mit 90° Ellenbogen-Flexion
	Griff	Distale Hand: Umfaßt von palmar den distalen Unterarm
		Proximale Hand: Umfaßt von unten den Ellenbogen
	Th.-Widerstand	In Richtung Schulter-Außenrotation
	Bewegungsauftrag	→ Den 90° gebeugten Arm zum Bauch drehen und
		→ die Auswärtsdrehung durch die Therapeutin oder den Therapeuten abbremsen.
Variante	*Ausgangsstellung*	*Schulter-Innenrotation mit Ellenbogen-Extension*
	Endstellung	*Schulter-Außenrotation mit Ellenbogen-Extension*
	Griff	*Distale Hand: Umfaßt von dorsal distalen Unterarm und begleitet die Bewegung*
		Proximale Hand: Umfaßt von dorsal den distalen Oberarm und gibt den Widerstand
	Th.-Widerstand	*In Richtung Schulter-Außenrotation*
	Bewegungsauftrag	→ *Den gestreckten Arm nach innen drehen und*
		→ *die Außendrehung durch die Therapeutin oder den Therapeuten abbremsen.*

Merkpunkte	• Die Thorax-Rotation vermeiden. • Der Oberarm des Patienten soll während der Maßnahme locker neben dem Thorax hängen bleiben, d.h. nicht «angeklemmt» werden.

Ziel	↑ Exzentrische Kontraktionsfähigkeit der Schulter-Außenrotatoren
	↑ Verlängerungsfähigkeit der Schulter-Außenrotatoren
	↑ Bewegungsausmaß der Schulter-Innenrotation
	↑ Konzentrische Kontraktionsfähigkeit der Schulter-Innenrotatoren
	↑ Kraftentfaltung der Schulter-Innenrotatoren
	↑ Funktioneller Synergismus der Schulter-Außenrotatoren und der Schulter-Innenrotatoren
	↑ Koordination der Schultergürtel- und Armbewegungen
	↓ Rücklaufende Bremsimpulse der Schulter-Außenrotatoren auf die PB Thorax-Hebung
	↓ Weiterlaufende Bremsimpulse auf die PBs Becken-Kippung und Nacken-Streckung
	↓ Auslaufende Bremsimpulse auf die Extremitäten
	↑ **Globales Bewegungsmuster der aufrechten Haltung und Bewegung**

Schulter-Außenrotation

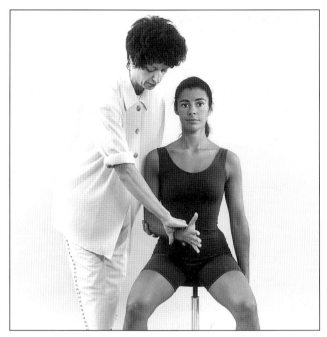

Ausgangsstellung: Innenrotation

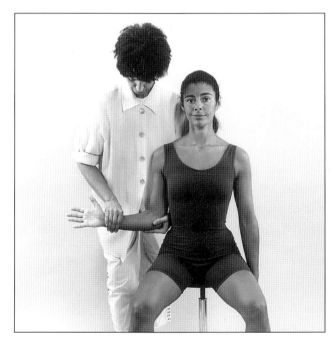

Endstellung: Außenrotation

Variante

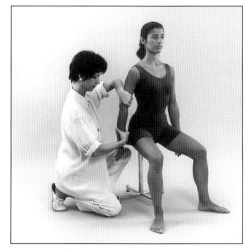 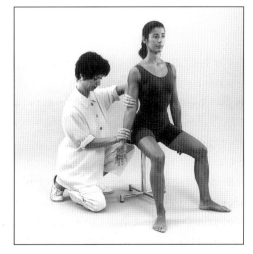

Ausgangsstellung: Innenrotation   *Endstellung: Außenrotation*

Agistisch-exzentrische Kontraktionsmaßnahme gegen die Funktionsstörungen durch die Schulter-Adduktoren

Störungsursache Verminderte exzentrische Kontraktionsfähigkeit der Schulter-Adduktoren

Funktionstests
- Thorax-Lateralflexion
- Th 5-Wippen
- Arm-Elevation

Durchführung Am Beispiel der Schulter-Adduktoren (links)

Ausgangsstellung	Schulter-Abduktion in der Skapula-Ebene mit 90° Ellenbogen-Flexion
Endstellung	Schulter-Adduktion mit 90°-Ellenbogen-Flexion
Griff	Distale Hand: Umfaßt von außen den distalen Unterarm und führt die Bewegung
	Proximale Hand: Umfaßt von außen den Ellenbogen und gibt den Widerstand
Th.-Widerstand	In Richtung Schulter-Adduktion

Variante *Kombinationsbewegung*

Ausgangsstellung	*Schulter-Abduktion mit Ellenbogen-Pronation/90° Flexion*
Endstellung	*Schulter-Adduktion mit Ellenbogen-Supination/90° Flexion*
Griff	*Distale Hand: Umfaßt die Hand und den proximalen Unterarm und dreht den Unterarm während der Adduktionsbewegung in die Supination.*
Bewegungsauftrag	→ Den Arm seitlich anheben und
	→ die Abwärtsbewegung des Armes durch die Therapeutin oder den Therapeuten abbremsen.

Merkpunkte
- In der Ausgangsstellung nur bis 90° Schulter-Abduktion gehen.
- Die Thorax-Lateralflexion vermeiden.
- Die Skapula-Elevation vermeiden.

Ziel
- ↑ Exzentrische Kontraktionsfähigkeit der Schulter-Adduktoren
  - ↑ Verlängerungsfähigkeit der Schulter-Adduktoren
  - ↑ Bewegungsausmaß der Schulter-Abduktion
- ↑ Konzentrische Kontraktionsfähigkeit der Schulter-Abduktoren
  - ↑ Kraftentfaltung der Schulter-Abduktoren
- ↑ Funktioneller Synergismus der Schulter-Adduktoren und der Schulter-Abduktoren
  - ↑ Koordination der Schultergürtel- und Armbewegungen
- ↓ Rücklaufende Bremsimpulse der Schulter-Adduktoren auf die PB Thorax-Hebung
  - ↓ Weiterlaufende Bremsimpulse auf die PBs Becken-Kippung und Nacken-Streckung
  - ↓ Auslaufende Bremsimpulse auf die Extremitäten
- ↑ **Globales Bewegungsmuster der aufrechten Haltung und Bewegung**

Schulter-Adduktion

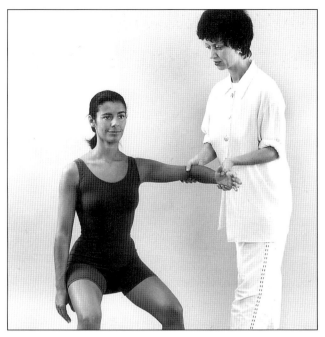

Ausgangsstellung: Abduktion

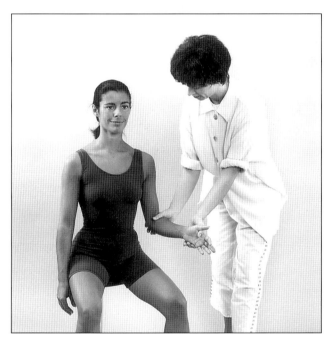

Endstellung: Adduktion

Variante

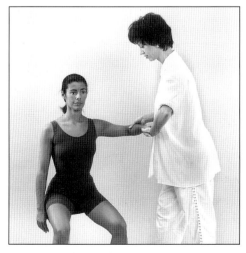

Ausgangsstellung: Abduktion mit Pronation

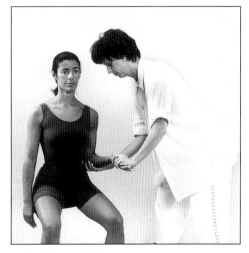

Endstellung: Adduktion mit Supination

Agistisch-exzentrische Kontraktionsmaßnahme gegen die Funktionsstörungen durch die Schulter-Abduktoren

Störungsursache	Verminderte exzentrische Kontraktionsfähigkeit der Schulter-Abduktoren
Funktionstests	– Thorax-Lateralflexion – Th 5-Wippen – Seitliche Armhebung
Durchführung	Am Beispiel der Schulter-Abduktoren (links)

	Ausgangsstellung	Schulter-Adduktion in der Skapula-Ebene mit 90° Ellenbogen-Flexion
	Endstellung	Schulter-Abduktion mit 90° Ellenbogen-Flexion
	Griff	Distale Hand: Umfaßt die Handinnenfläche und den proximalen Unterarm («Pistolen-Griff») Proximale Hand: Umfaßt von innen den Ellenbogen
	Th.-Widerstand	In Richtung Schulter-Abduktion
	Bewegungsauftrag	→ Den gebeugten Arm seitlich an den Körper ziehen und → die Abspreizbewegung durch die Therapeutin oder den Therapeuten abbremsen.

Merkpunkt
- Die Thorax-Lateralflexion vermeiden.

Ziel
- ↑ Exzentrische Kontraktionsfähigkeit der Schulter-Abduktoren
  - ↑ Verlängerungsfähigkeit der Schulter-Abduktoren
  - ↑ Bewegungsausmaß der Schulter-Adduktion
- ↑ Konzentrische Kontraktionsfähigkeit der Schulter-Adduktoren
  - ↑ Kraftentfaltung der Schulter-Adduktoren
- ↑ Funktioneller Synergismus der Schulter-Abduktoren und der Schulter-Adduktoren
  - ↑ Koordination der Schultergürtel- und Armbewegungen
- ↓ Rücklaufende Bremsimpulse der Schulter-Abduktoren auf die PB Thorax-Hebung
  - ↓ Weiterlaufende Bremsimpulse auf die PBs Becken-Kippung und Nacken-Streckung
  - ↓ Auslaufende Bremsimpulse auf die Extremitäten
- **↑ Globales Bewegungsmuster der aufrechten Haltung und Bewegung**

Schulter-Abduktion

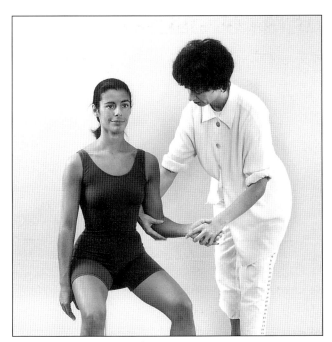
Ausgangsstellung: Adduktion

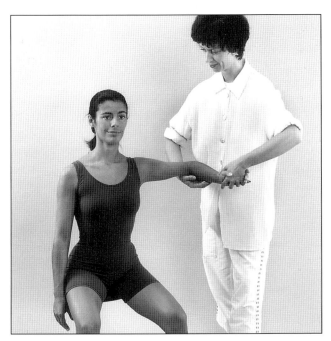
Endstellung: Abduktion

Agistisch-exzentrische Kontraktionsmaßnahme gegen die Funktionsstörungen durch die horizontalen Schulter-Adduktoren

Störungsursache   Verminderte exzentrische Kontraktionsfähigkeit der horizontalen Schulter-Adduktoren

Funktionstests
- Brügger-Grundübung (1)
- Th 5-Wippen

Durchführung   Am Beispiel der horizontalen Schulter-Adduktoren (links)

Ausgangsstellung	Horizontale Schulter-Abduktion mit 90° Ellenbogen-Flexion
Endstellung	Horizontale Schulter-Adduktion mit 90° Ellenbogen-Flexion
Griff	Distale Hand: Umfaßt den distalen Unterarm und begleitet die Bewegung
	Proximale Hand: Umfaßt den Ellenbogen und gibt den Widerstand
Th.-Widerstand	In Richtung horizontale Schulter-Adduktion
Bewegungsauftrag	→ Den gebeugten Arm nach hinten führen,
	→ den 90° Winkel im Ellenbogen konstant halten und
	→ die Vorwärtsbewegung des Oberarmes durch die Therapeutin oder den Therapeuten abbremsen.

Merkpunkte
- Thorax-Rotation und Skapula-Elevation als Ausweichbewegung vermeiden.
- Die Stellung des Schultergelenkes bei der Durchführung berücksichtigen.
- Die Adduktionsbewegung wegen der Kompression auf das Sternoklavikular- und das Akromioklavikulargelenk nur bis 45° durchführen.

Ziel
- ↑ Exzentrische Kontraktionsfähigkeit der horizontalen Schulter-Adduktoren
  - ↑ Verlängerungsfähigkeit der horizontalen Schulter-Adduktoren
  - ↑ Bewegungsausmaß der horizontalen Schulter-Abduktion
- ↑ Konzentrische Kontraktionsfähigkeit der horizontalen Schulter-Abduktoren
  - ↑ Kraftentfaltung der horizontalen Schulter-Abduktoren
- ↑ Funktioneller Synergismus der horizontalen Schulter-Adduktoren und der horizontalen Schulter-Abduktoren
  - ↑ Koordination der Schultergürtel- und Armbewegungen
- ↓ Rücklaufende Bremsimpulse der horizontalen Schulter-Adduktoren auf die PB Thorax-Hebung
  - ↓ Weiterlaufende Bremsimpulse auf die PBs Becken-Kippung und Nacken-Streckung
  - ↓ Auslaufende Bremsimpulse auf die Extremitäten
- ↑ **Globales Bewegungsmuster der aufrechten Haltung und Bewegung**

Horizontale Schulter-Adduktion

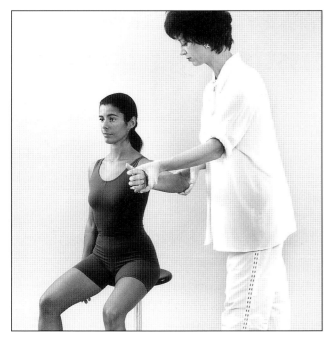
Ausgangsstellung: Horizontale Abduktion

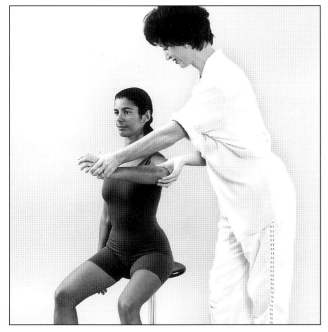
Endstellung: Horizontale Adduktion

Agistisch exzentrische Kontraktionsmaßnahme gegen die Funktionsstörungen durch die horizontalen Schulter-Abduktoren

Störungsursache	Verminderte exzentrische Kontraktionsfähigkeit der horizontalen Schulter-Abduktoren
Funktionstests	– Gang: Armpendel – Th 5-Wippen – Brügger-Grundübung (1)
Durchführung	Am Beispiel der horizontalen Schulter-Abduktoren (links)

Ausgangsstellung	Horizontale Schulter-Adduktion mit 90° Ellenbogen-Flexion
Endstellung	Horizontale Schulter-Abduktion mit 90° Ellenbogen-Flexion
Griff	Distale Hand: Umfaßt den distalen Unterarm und begleitet die Bewegung Proximale Hand: Umfaßt die Ellenbogenbeuge und gibt den Widerstand
Th.-Widerstand	In Richtung horizontale Schulter-Abduktion
Bewegungsauftrag	→ Den 90° gebeugten und abgespreizten Arm etwas nach vorne nehmen und → die Rückwärtsbewegung durch die Therapeutin oder den Therapeuten abbremsen.

Merkpunkte
- Thorax-Rotation und Skapula-Elevation als Ausweichbewegung vermeiden.
- Die Stellung des Schultergelenkes bei der Durchführung berücksichtigen.
- Die Adduktionsbewegung wegen der Kompression auf das Sternoklavikular- und das Akromioklavikulargelenk bis auf die letzte Bewegung nur bis 45° durchführen.

Ziel
- ↑ Exzentrische Kontraktionsfähigkeit der horizontalen Schulter-Abduktoren
    - ↑ Verlängerungsfähigkeit der horizontalen Schulter-Abduktoren
    - ↑ Bewegungsausmaß der horizontalen Schulter-Adduktion
- ↑ Konzentrische Kontraktionsfähigkeit der horizontalen Schulter-Adduktoren
    - ↑ Kraftentfaltung der horizontalen Schulter-Adduktoren
- ↑ Funktioneller Synergismus der horizontalen Schulter-Adduktoren und der horizontalen Schulter-Abduktoren
    - ↑ Koordination der Schultergürtel- und Armbewegungen
- ↓ Rücklaufende Bremsimpulse der horizontalen Schulter-Abduktoren auf die PB Thorax-Hebung
    - ↓ Weiterlaufende Bremsimpulse auf die PBs Becken-Kippung und Nacken-Streckung
        - ↓ Auslaufende Bremsimpulse auf die Extremitäten
- **↑ Globales Bewegungsmuster der aufrechten Haltung und Bewegung**

Horizontale Schulter-Abduktion

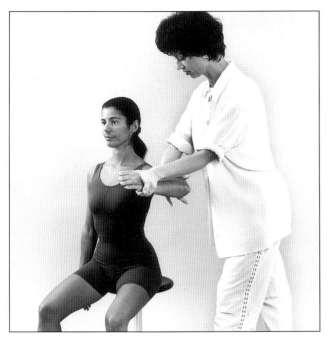

Ausgangsstellung: horizontale Adduktion

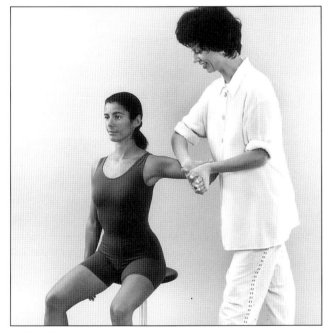

Endstellung: horizontale Abduktion

Agistisch-exzentrische Kontraktionsmaßnahme gegen die Funktionsstörungen durch die Schulter-Flexoren

Störungsursache	Verminderte exzentrische Kontraktionsfähigkeit der Schulter-Flexoren
Funktionstests	– Gang: Armpendel – Th 5-Wippen – Schulter-Extension

Durchführung   Am Beispiel der Schulter-Flexoren (links)

Ausgangsstellung	Schulter-Extension bei gestrecktem Arm und Rotations-0-Stellung
Endstellung	Schulter-Flexion
Griff	Distale Hand: Umfaßt von dorsal den distalen Unterarm
	Proximale Hand: Umfaßt von dorsal den distalen Oberarm
Th.-Widerstand	In Richtung Schulter-Flexion
Bewegungsauftrag	→ Den gestreckten Arm nach hinten bewegen und
	→ die Armhebung durch die Therapeutin oder den Therapeuten abbremsen.

Merkpunkt
- Den dorsalen Überhang vermeiden.

Ziel
- ↑ Exzentrische Kontraktionsfähigkeit der Schulter-Flexoren
    - ↑ Verlängerungsfähigkeit der Schulter-Flexoren
    - ↑ Bewegungsausmaß der Schulter-Extension
- ↑ Konzentrische Kontraktionsfähigkeit der Schulter-Extensoren
    - ↑ Kraftentfaltung der Schulter-Extensoren
- ↑ Funktioneller Synergismus der Schulter-Flexoren und der Schulter-Extensoren
    - ↑ Koordination der Schultergürtel- und Armbewegungen
- ↓ Rücklaufende Bremsimpulse der Schulter-Flexoren auf die PB Thorax-Hebung
    - ↓ Weiterlaufende Bremsimpulse auf die PBs Becken-Kippung und Nacken-Streckung
    - ↓ Auslaufende Bremsimpulse auf die Extremitäten
- **↑ Globales Bewegungsmuster der aufrechten Haltung und Bewegung**

Schulter-Flexion

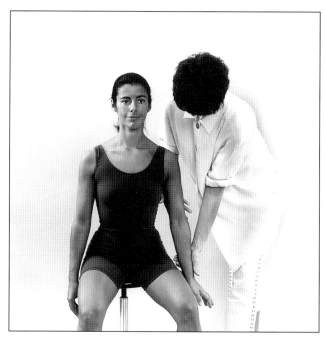

Ausgangsstellung: Extension

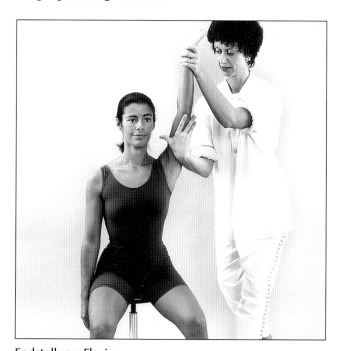

Endstellung: Flexion

Agistisch-exzentrische Kontraktionsmaßnahme gegen die Funktionsstörungen durch die Schulter-Extensoren

Störungsursache	Verminderte exzentrische Kontraktionsfähigkeit der Schulter-Extensoren

Funktionstests
- Gang: Armpendel
- Th 5-Wippen
- Arm-Elevation

Durchführung Am Beispiel der Schulter-Extensoren (links)

Ausgangsstellung	Schulter-Flexion
Endstellung	Schulter-Extension
Griff	Distale Hand: Umfaßt den distalen Unterarm
	Proximale Hand: Umfaßt den distalen Oberarm
Th.-Widerstand	In Richtung Schulter-Extension
Bewegungsauftrag	→ Den gestreckten Arm nach oben führen und
	→ die Abwärtsbewegung durch die Therapeutin oder den Therapeuten abbremsen.

Merkpunkte
- Für etwa das letzte Drittel der Armhebung wird die thorakolumbale Streckung (Lordosierung) benötigt.
- Die Stabilisation der aufrechten Körperhaltung beachten. Deshalb sollte der Arm bei der ersten AEK nur bis ca. 45° eleviert werden. Danach wird die Elevation zunächst bis 90° gesteigert. Kann dies stabilisiert werden, wird der volle Bewegungsweg durchgeführt.
- Die Rumpf-Rotation zur Übungsseite vermeiden.

Ziel
- ↑ Exzentrische Kontraktionsfähigkeit der Schulter-Extensoren
  - ↑ Verlängerungsfähigkeit der Schulter-Extensoren
  - ↑ Bewegungsausmaß der Schulter-Flexion
- ↑ Konzentrische Kontraktionsfähigkeit der Schulter-Flexoren
  - ↑ Kraftentfaltung der Schulter-Flexoren
- ↑ Funktioneller Synergismus der Schulter-Extensoren und der Schulter-Flexoren
  - ↑ Koordination der Thorax- und Schulterbewegungen
- ↓ Rücklaufende Bremsimpulse der Schulter-Extensoren auf die PB Thorax-Hebung
  - ↓ Weiterlaufende Bremsimpulse auf die PBs Becken-Kippung und Nacken-Streckung
  - ↓ Auslaufende Bremsimpulse auf die Extremitäten
- ↑ **Globales Bewegungsmuster der aufrechten Haltung und Bewegung**

Schulter-Extension

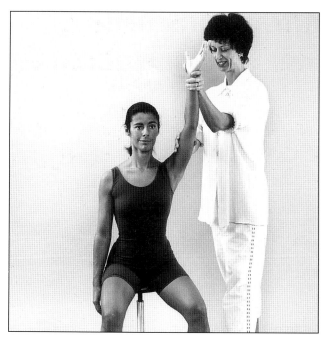

Ausgangsstellung: Flexion

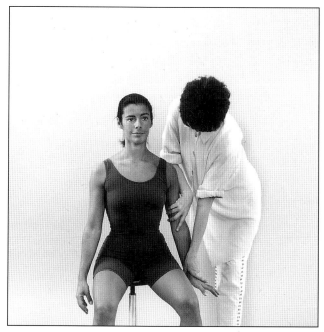

Endstellung: Extension

Agistisch-exzentrische Kontraktionsmaßnahme gegen die Funktionsstörungen durch die Schulter-Hochrotatoren

Störungsursache	Verminderte exzentrische Kontraktionsfähigkeit der Schulter-Hochrotatoren
Funktionstests	– Schulter-Tiefrotation – Th 5-Wippen
Durchführung	Am Beispiel der Schulter-Hochrotatoren (links)

Ausgangsstellung	Schulter-Tiefrotation (90° ABD/IRO) mit 90° Ellenbogen-Flexion
Endstellung	Schulter-Hochrotation (90° ABD/ARO) mit 90° Ellenbogen-Flexion
Griff	Distale Hand: Umfaßt von palmar den distalen Unterarm und gibt den Widerstand
	Proximale Hand: Umfaßt den Ellenbogen zur Stimulation der Schulter-Abduktion
Th.-Widerstand	In Richtung Schulter-Hochrotation
Bewegungsauftrag	→ Den Arm abspreizen, wobei die Fingerspitzen zum Boden zeigen, → mit dem Unterarm nach hinten spannen (drücken) und → die Aufwärtsdrehung des Armes durch die Therapeutin oder den Therapeuten abbremsen.

Merkpunkte
- Die 90°-Abduktionsstellung beibehalten.
- Den dorsalen Überhang vermeiden.

Ziel
- ↑ Exzentrische Kontraktionsfähigkeit der Schulter-Hochrotatoren
    - ↑ Verlängerungsfähigkeit der Schulter-Hochrotatoren
    - ↑ Bewegungsausmaß der Schulter-Tiefrotation
- ↑ Konzentrische Kontraktionsfähigkeit der Schulter-Tiefrotatoren
    - ↑ Kraftentfaltung der Schulter-Tiefrotatoren
- ↑ Funktioneller Synergismus der Schulter-Hochrotatoren und der Schulter-Tiefrotatoren
    - ↑ Koordination der Schultergürtel- und Armbewegungen
- ↓ Rücklaufende Bremsimpulse der Schulter-Hochrotatoren auf die PB Thorax-Hebung
    - ↓ Weiterlaufende Bremsimpulse auf die PBs Becken-Kippung und Nacken-Streckung
    - ↓ Auslaufende Bremsimpulse auf die Extremitäten
- **↑ Globales Bewegungsmuster der aufrechten Haltung und Bewegung**

Schulter-Hochrotation

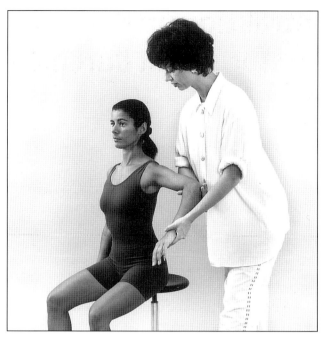
Ausgangsstellung: Tiefrotation (IRO in 90° ABD)

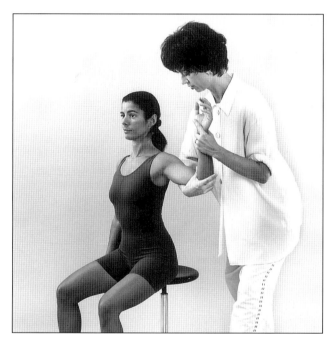
Endstellung: Hochrotation (ARO in 90° ABD)

Agistisch-exzentrische Kontraktionsmaßnahme gegen die Funktionsstörungen durch die Schulterfunktion I

Störungsursache Verminderte exzentrische Kontraktionsfähigkeit der an der Schulterfunktion I beteiligten Muskelfunktionsgruppen

Funktionstests
– Brügger-Grundübung (5): Oberer Teil der Übung im Seitenvergleich
– Th 5-Wippen
– Schulter-Hochrotation (90° Abduktion/Außenrotation)

Durchführung Am Beispiel der Schulterfunktion I (links)

Ausgangsstellung	Schulter-Hochrotation (90° Abduktion/Außenrotation) bei 90° flektiertem Ellenbogen
Endstellung	Schulter-Tiefrotation bis der Unterarm die Horizontale erreicht
Griff	Distale Hand: Umfaßt von dorsal den distalen Unterarm und gibt den Widerstand
	Proximale Hand: Umfaßt den Ellenbogen zur Stimulation der Schulter-Abduktion
Th.-Widerstand	In Richtung Schulter-Tiefrotation
Bewegungsauftrag	→ Den Arm abspreizen,
	→ den Unterarm aufwärts drehen und
	→ das Nach-unten-Drehen des Armes durch die Therapeutin oder den Therapeuten abbremsen.

Merkpunkt
- Auf die Stabilisation der aufrechten Körperhaltung, besonders der Thorax-Hebung, achten.

Ziel
↑ Exzentrische Kontraktionsfähigkeit der Schulter-Tiefrotatoren
   ↑ Verlängerungsfähigkeit der Schulter-Tiefrotatoren
   ↑ Bewegungsausmaß der Schulter-Hochrotation
↑ Konzentrische Kontraktionsfähigkeit der Schulter-Hochrotatoren
   ↑ Kraftentfaltung der Schulter-Hochrotatoren
↑ Funktioneller Synergismus der Schulter-Tiefrotatoren und der Schulter-Hochrotatoren
   ↑ Koordination der Schultergürtel- und Armbewegungen
↓ Rücklaufende Bremsimpulse der Schulter-Tiefrotatoren auf die PB Thorax-Hebung
   ↓ Weiterlaufende Bremsimpulse auf die PBs Becken-Kippung und Nacken-Streckung
   ↓ Auslaufende Bremsimpulse auf die Extremitäten
↑ Globales Bewegungsmuster der aufrechten Haltung und Bewegung

Schulterfunktion I

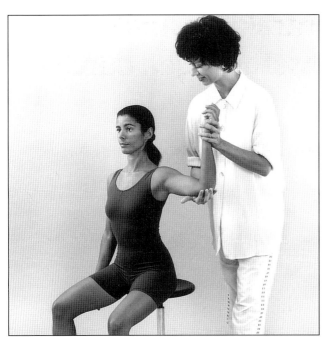

Ausgangsstellung: 90° Abduktion/Außenrotation

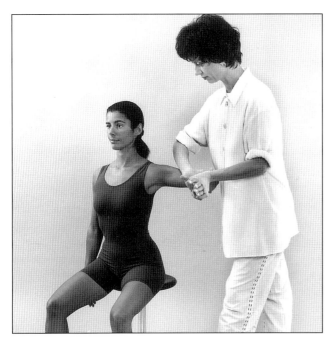

Endstellung: 90° Abduktion

Agistisch-exzentrische Kontraktionsmaßnahme gegen die Funktionsstörungen durch die Schulterfunktion II

Störungsursache Verminderte exzentrische Kontraktionsfähigkeit der an der Schulterfunktion II beteiligten Muskelfunktionsgruppen

Funktionstests
– HWS-Inklination und/oder -Rotation
– Th 5-Wippen
– Skapula-Drehung

Durchführung Am Beispiel der Schulterfunktion II (links)

Ausgangsstellung	Schulter-Abduktion unter 90° und leichte Innenrotation mit 90° flektiertem Ellenbogen
Endstellung	Schulter-Extension/Adduktion/Innenrotation
Griff	Distale Hand: Umfaßt den distalen Unterarm
	Proximale Hand: Umfaßt den Ellenbogen
Th.-Widerstand	In Richtung Schulter-Extension/Adduktion/Innenrotation
Bewegungsauftrag	→ Den Arm bis knapp unterhalb der Horizontalen abspreizen,
	→ den Arm nach oben drehen und
	→ die Bewegung des Armes nach unten/hinten durch die Therapeutin oder den Therapeuten abbremsen.

Merkpunkte
- Die Stabilisation der aufrechten Körperhaltung beachten.
- Darauf achten, daß am Ende der Bewegung die Adduktion vollständig ausgeführt wird.

Ziel
↑ Exzentrische Kontraktionsfähigkeit der Schulter-Extensoren/Adduktoren/Innenrotatoren
  ↑ Verlängerungsfähigkeit der Schulter-Extensoren/Adduktoren/Innenrotatoren
  ↑ Bewegungsausmaß der Schulter-Flexion/Abduktion/Außenrotation
↑ Konzentrische Kontraktionsfähigkeit der Schulter-Flexoren/Abduktoren/Außenrotatoren
  ↑ Kraftentfaltung der Schulter-Flexoren/Abduktoren/Außenrotatoren
↑ Funktioneller Synergismus der Schulter-Extensoren/Adduktoren/Innenrotatoren und der Schulter-Flexoren/Abduktoren/Außenrotatoren
  ↑ Koordination der Schultergürtel- und Armbewegungen
↓ Rücklaufende Bremsimpulse der Schulter-Extensoren/Adduktoren/Innenrotatoren auf die PB Thorax-Hebung
  ↓ Weiterlaufende Bremsimpulse auf die PBs Becken-Kippung und Nacken-Streckung
  ↓ Auslaufende Bremsimpulse auf die Extremitäten
↑ **Globales Bewegungsmuster der aufrechten Haltung und Bewegung**

Schulterfunktion II

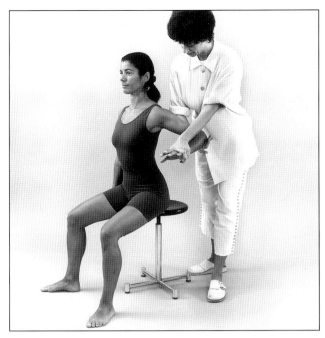
Ausgangsstellung: < 90° Abduktion/Innenrotation

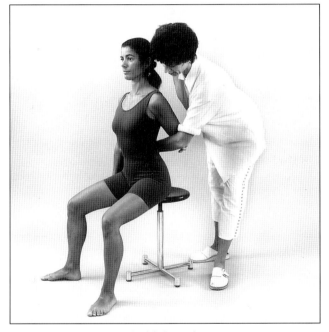
Endstellung: Extension/Adduktion/Innenrotation

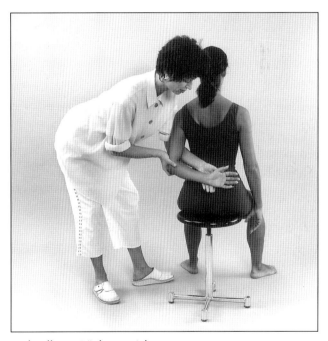
Endstellung: Rückenansicht

Agistisch-exzentrische Kontraktionsmaßnahme gegen die Funktionsstörungen durch die
Schulterfunktion III

Störungsursache	Verminderte exzentrische Kontraktionsfähigkeit der an der Schulterfunktion III beteiligten Muskelfunktionsgruppen
Funktionstests	– Brügger-Grundübung (2) – Th 5-Wippen – Schulter-Hochrotation (90° Abduktion/Außenrotation)
Durchführung	Am Beispiel der Schulterfunktion III (links) Kombinationsbewegung aus Schulterfunktion I und II

Variante   *Mit eleviertem Arm und gestrecktem Ellenbogen*

Ausgangsstellung	*Schulter-Elevation mit extendiertem Ellenbogen*
Endstellung	*Schulter-Extension/Adduktion/Innenrotation*
Griff	*Wie bei Schulterfunktion I–III*
Th.-Widerstand	*In der Initialphase in Richtung Schulter-Extension/Adduktion/Innenrotation, bis die Ausgangsstellung der Schulterfunktion I bzw. III erreicht wird. Dann weiter wie bei der Schulterfunktion III.*
Bewegungsauftrag	→ *Den gestreckten Arm nach oben führen und* → *das Abwärtsbewegen des Armes mit Beugen des Ellenbogens durch die Therapeutin oder den Therapeuten abbremsen.* → *Dann weiter wie bei der Schulterfunktion III.*

Merkpunkte
- Vorsichtig sein beim Bewegungsübergang von der Hochrotation in die Tiefrotation.
- Es dürfen keine Schmerzen auftreten.

Ziel
- ↑ Exzentrische Kontraktionsfähigkeit der Schulter-Extensoren/Adduktoren/Innenrotatoren
  - ↑ Verlängerungsfähigkeit der Schulter-Extensoren/Adduktoren/Innenrotatoren
  - ↑ Bewegungsausmaß der Schulter-Flexion/Abduktion/Außenrotation
- ↑ Konzentrische Kontraktionsfähigkeit der Schulter-Flexoren/Abduktoren/Außenrotatoren
  - ↑ Kraftentfaltung der Schulter-Flexoren/Abduktoren/Außenrotatoren
- ↑ Funktioneller Synergismus der Schulter-Extensoren/Adduktoren/Innenrotatoren und der Schulter-Flexoren/Abduktoren/Außenrotatoren
  - ↑ Koordination der Schultergürtel- und Armbewegungen
- ↓ Rücklaufende Bremsimpulse der Schulter-Extensoren/Adduktoren/Innenrotatoren auf die PB Thorax-Hebung
  - ↓ Weiterlaufende Bremsimpulse auf die PBs Becken-Kippung und Nacken-Streckung
  - ↓ Auslaufende Bremsimpulse auf die Extremitäten
- ↑ **Globales Bewegungsmuster der aufrechten Haltung und Bewegung**

Schulterfunktion III

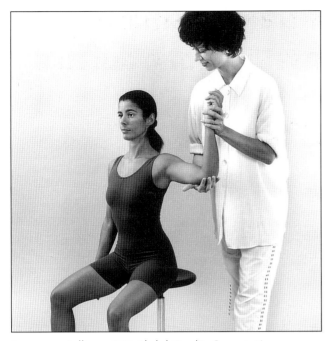

Ausgangsstellung: 90° Abduktion/Außenrotation

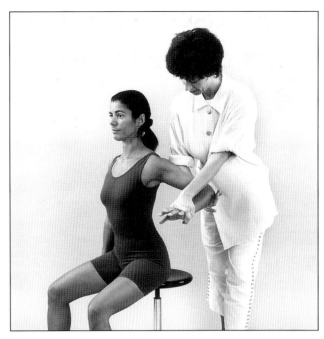

Zwischenposition

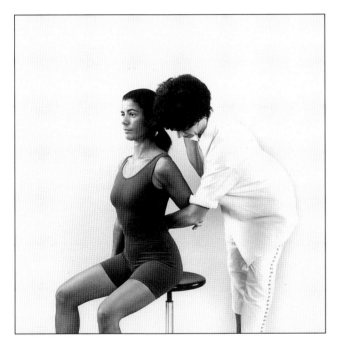

Endstellung: Extension/Adduktion/Innenrotation

Variante

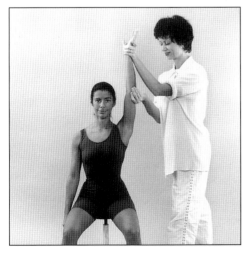

ASTE mit eleviertem und extendiertem Arm

Agistisch-exzentrische Kontraktionsmaßnahme gegen die Funktionsstörungen durch die Skapula-Flexoren

Störungsursache	Verminderte exzentrische Kontraktionsfähigkeit der Skapula-Flexoren
Funktionstests	– Aufrechte Körperhaltung – Th 5-Wippen – Skapula-Drehung

Durchführung Am Beispiel der Skapula-Flexoren (rechts)

Ausgangsstellung	Thorax-Hebung mit Skapula-Extension
Endstellung	Skapula-Flexion
Griff	Ventrale Hand: Umfaßt die Schulterkuppe
	Dorsale Hand: Umfaßt den Angulus inferior der Skapula
Griff-Variante	*Dorsale Hand: Umfaßt flächig mit Daumen und Zeigefinger den Angulus inferior der Skapula*
Th.-Widerstand	In Richtung Skapula-Flexion (dorsale Hand nach kranial, ventrale Hand nach ventro-kaudal)
Bewegungsauftrag	→ Das Brustbein nach vorne-oben anheben, → gleichzeitig die Schulterblätter nach hinten-unten zur Wirbelsäule ziehen und → die Bewegung der Skapula nach oben-vorne durch die Therapeutin oder den Therapeuten abbremsen. Der Bewegungsauftrag ist über die Thorax-Hebung zu iniziieren. Während der Bewegung der Skapula in die Elevation/Abduktion/Innenrotation läßt die Thorax-Hebung etwas nach.

Merkpunkt
- Die Skapula-Extension kann nur freigegeben werden, wenn sie nicht auslaufend durch die mangelnde Thoraxhebung gebremst wird.

Ziel
- ↑ Exzentrische Kontraktionsfähigkeit der Skapula-Flexoren
    - ↑ Verlängerungsfähigkeit der Skapula-Flexoren
    - ↑ Bewegungsausmaß der Skapula-Extension
- ↑ Konzentrische Kontraktionsfähigkeit der Skapula-Extensoren
    - ↑ Kraftentfaltung der Skapula-Extensoren
- ↑ Funktioneller Synergismus der Skapula-Flexoren und der Skapula-Extensoren
    - ↑ Koordination
- ↓ Weiterlaufende Bremsimpulse der Skapula-Flexoren auf die PB Thorax-Hebung
    - ↓ Weiterlaufende Bremsimpulse auf die PBs Becken-Kippung und Nacken-Streckung
    - ↓ Auslaufende Bremsimpulse auf die Extremitäten
- ↑ **Globales Bewegungsmuster der aufrechten Haltung und Bewegung**

Skapula-Flexion

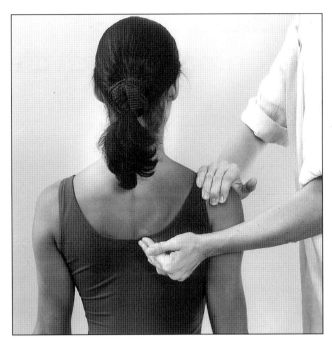
Ausgangsstellung: Thorax-Hebung und Skapula-Extension

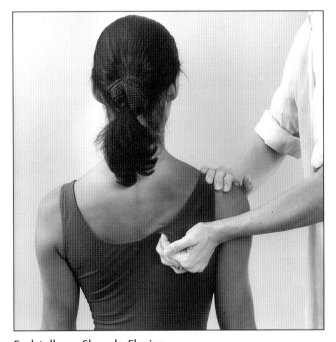
Endstellung: Skapula-Flexion

Agistisch-exzentrische Kontraktionsmaßnahme gegen die Funktionsstörungen durch die Skapula-Elevatoren/Abduktoren/Innenrotatoren

Störungsursache Verminderte exzentrische Kontraktionsfähigkeit der Skapula-Elevatoren/Abduktoren/Innenrotatoren

Funktionstests
- ADL: Schultergürtelkontrolle, z. B. beim Aufstehen / Hinsetzen
- Th 5-Wippen
- Skapula-Drehung

Durchführung Am Beispiel der Skapula-Elevatoren/Abduktoren/Innenrotatoren (rechts)

Ausgangsstellung	Skapula-Depression/Adduktion/Außenrotation
Endstellung	Skapula-Elevation/Abduktion/Innenrotation
Griff	Ventrale Hand: Umfaßt, von der Gegenseite kommend, die Schulter, so daß keine Schultergürtelprotraktion entstehen kann.
	Dorsale Hand: Unterhalb des Angulus inferior der Skapula
Griff-Variante	*Bei gestrecktem und eleviertem Arm zieht die ventrale Hand den Arm der Patientin oder des Patienten nach oben.*
Th.-Widerstand	In Richtung Skapula-Elevation/Abduktion/Innenrotation
Bewegungsauftrag	→ Thorax-Hebung, wobei die Schulterblätter nach hinten-unten zur Wirbelsäule bewegt werden, und
	→ die Schulterblattbewegung nach oben-außen durch die Therapeutin oder den Therapeuten abbremsen.
	Der Bewegungsauftrag ist über die Thoraxbewegung zu iniziieren. Während der Bewegung der Skapula in die Elevation/Abduktion/Innenrotation läßt die Thorax-Hebung etwas nach.

Merkpunkt
- Den dorsalen Überhang vermeiden.

Ziel
- ↑ Exzentrische Kontraktionsfähigkeit der Skapula-Elevatoren/Abduktoren/Innenrotatoren
  - ↑ Verlängerungsfähigkeit der Skapula-Elevatoren/Abduktoren/Innenrotatoren
  - ↑ Bewegungsausmaß der Skapula-Depression/Adduktion/Außenrotation
- ↑ Konzentrische Kontraktionsfähigkeit der Skapula-Depressoren/Adduktoren/Außenrotatoren
  - ↑ Kraftentfaltung der Skapula-Depressoren/Adduktoren/Außenrotatoren
- ↑ Funktioneller Synergismus der Skapula-Elevatoren/Abduktoren/Innenrotatoren und der Skapula-Depressoren/Adduktoren/Außenrotatoren
  - ↑ Koordination der Thorax- und Schultergürtelbewegungen
- ↓ Weiterlaufende Bremsimpulse der Skapula-Elevatoren/Abduktoren/Innenrotatoren auf die PB Thorax-Hebung
  - ↓ Weiterlaufende Bremsimpulse auf die PBs Becken-Kippung und Nacken-Streckung
  - ↓ Auslaufende Bremsimpulse auf die Extremitäten
- **↑ Globales Bewegungsmuster der aufrechten Haltung und Bewegung**

Skapula-Elevation/Abduktion/Innenrotation

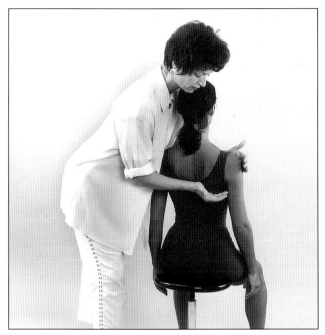

Ausgangsstellung: Depression/ADD/ARO

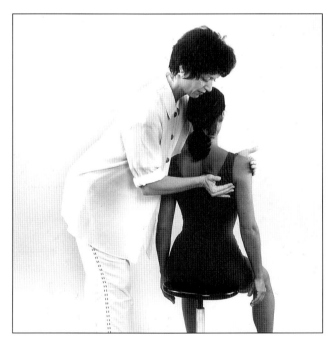

Endstellung: Elevation/ABD/IRO

Variante

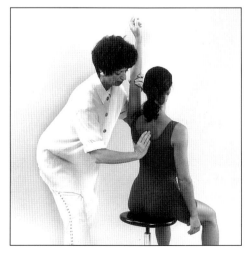

Ausgangsstellung mit eleviertem Arm

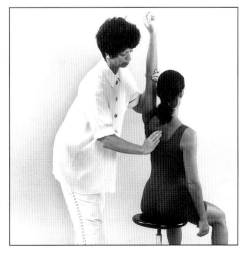

Endstellung mit eleviertem Arm

Agistisch-exzentrische Kontraktionsmaßnahme gegen die Funktionsstörungen durch die Skapula-Abduktoren

Störungsursache	Verminderte exzentrische Kontraktionsfähigkeit der Skapula-Abduktoren
Funktionstests	– HWS-Inklination und/oder -Rotation – Th 5-Wippen – Skapula-Drehung

Durchführung Am Beispiel der Skapula-Abduktoren (links)

Ausgangsstellung	Thorax-Hebung mit Skapula-Depression/Adduktion bei 90° Schulter-Flexion und gestrecktem Ellenbogen
Endstellung	Wie oben, aber in Skapula-Abduktion
Griff	Ventrale Hand: Umfaßt den distalen Oberarm Dorsale Hand: Umfaßt die Margo medialis der Skapula
Th.-Widerstand	In Richtung Skapula-Abduktion
Bewegungsauftrag	→ Den Thorax nach vorne-oben anheben, wobei die Schulterblätter nach hinten-unten an die Wirbelsäule bewegt werden, und → die Bewegung des Schulterblattes nach außen durch die Therapeutin oder den Therapeuten abbremsen.

Merkpunkte
- Den dorsalen Überhang vermeiden.
- Die Rumpf-Rotation zur Übungsseite vermeiden.

Ziel
↑ Exzentrische Kontraktionsfähigkeit der Skapula-Abduktoren
  ↑ Verlängerungsfähigkeit der Skapula-Abduktoren
  ↑ Bewegungsausmaß der Skapula-Adduktion
 ↑ Konzentrische Kontraktionsfähigkeit der Skapula-Adduktoren
  ↑ Kraftentfaltung der Skapula-Adduktoren
 ↑ Funktioneller Synergismus der Skapula-Abduktoren und der Skapula-Adduktoren
  ↑ Koordination der Thorax- und Schultergürtelbewegungen
 ↓ Rücklaufende Bremsimpulse der Skapula-Abduktoren auf die PB Thorax-Hebung
  ↓ Weiterlaufende Bremsimpulse auf die PBs Becken-Kippung und Nacken-Streckung
  ↓ Auslaufende Bremsimpulse auf die Extremitäten
 ↑ **Globales Bewegungsmuster der aufrechten Haltung und Bewegung**

Skapula-Abduktion

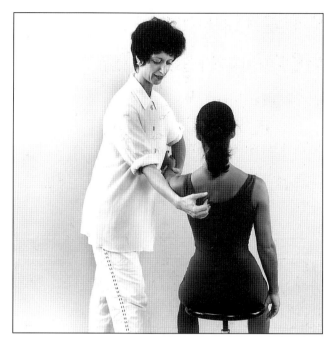
Ausgangsstellung: Adduktion

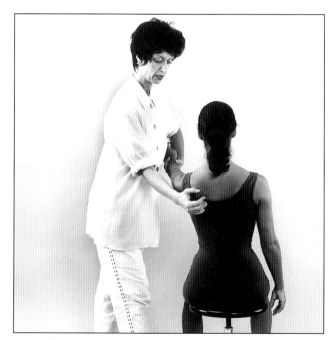
Endstellung: Abduktion

Agistisch-exzentrische Kontraktionsmaßnahme gegen die Funktionsstörungen durch die Thorax-Rotatoren

Störungsursache   Verminderte exzentrische Kontraktionsfähigkeit der Thorax-Rotatoren

Funktionstests
- Gang: Torsionsbewegungen von Becken und Schultergürtel
- Th 5-Wippen
- Brügger-Grundübung (5): Oberer Teil der Übung im Seitenvergleich

Durchführung   Am Beispiel der Thorax (+) Rotatoren

Ausgangsstellung	Thorax (−) Rotation
Endstellung	Thorax (+) Rotation
Griff	Ventraler Unterarm: Stützt von vorne den Schultergürtel
	Dorsale Hand: Sichert die Extensionsstellung der Wirbelsäule ab
Griff-Variante	*Ventrale und dorsale Hand umfassen mit derselben Handstellung von vorne bzw. von hinten den mittleren Brustkorbbereich*
Th.-Widerstand	In Richtung Thorax (+) Rotation
Bewegungsauftrag	→ Die Arme zur Stabilisation des Oberkörpers nach außen drehen,
	→ den gestreckten Oberkörper nach links drehen und
	→ die Drehung nach rechts durch die Therapeutin oder den Therapeuten abbremsen.

Merkpunkte
- Die (+) Rotation wird auch als Rechts-Rotation bezeichnet.
- Ausweichbewegungen wie z. B. Lateralflexion vermeiden.
- Die AEK darf nur mit gestreckter Wirbelsäule durchgeführt werden.
- Becken-Rotation als Mitbewegung vermeiden.
- Bei Skoliose-Patienten muß bei der Grifftechnik die unterschiedliche Rotation von Schultergürtel/HWS und Thorax berücksichtigt werden.

Ziel
- ↑ Exzentrische Kontraktionsfähigkeit der Thorax (+) Rotatoren
   - ↑ Verlängerungsfähigkeit der Thorax (+) Rotatoren
   - ↑ Bewegungsausmaß der Thorax (−) Rotation
- ↑ Konzentrische Kontraktionsfähigkeit der Thorax (−) Rotatoren
   - ↑ Kraftentfaltung der Thorax (−) Rotatoren
- ↑ Funktioneller Synergismus der Thorax (+) Rotatoren und der Thorax (−) Rotatoren
   - ↑ Koordination Thorax- und Beckenbewegungen
- ↓ Weiterlaufende Bremsimpulse der Thorax (+) Rotation auf die PB Thorax-Hebung
   - ↓ Weiterlaufende Bremsimpulse auf die PBs Becken-Kippung und Nacken-Streckung
   - ↓ Auslaufende Bremsimpulse auf die Extremitäten
- **↑ Globales Bewegungsmuster der aufrechten Haltung und Bewegung**

Thorax-Rotation

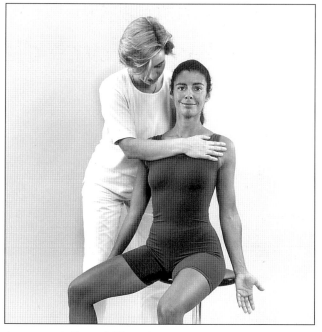

Ausgangsstellung: (–) Rotation

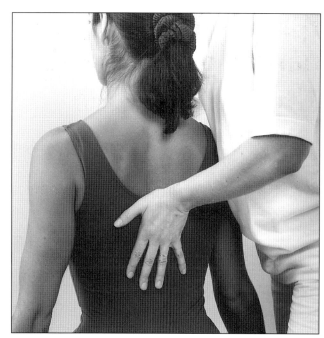

Rückenansicht

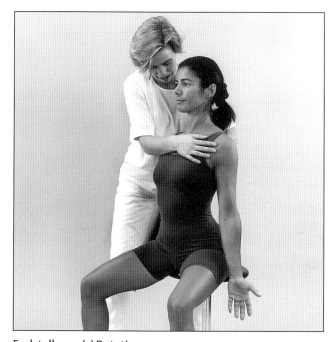

Endstellung: (+) Rotation

Variante

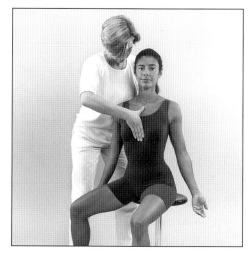

Ausgangsstellung: (–) Rotation

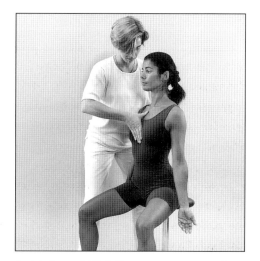

Endstellung: (+) Rotation

Agistisch-exzentrische Kontraktionsmaßnahme gegen die Funktionsstörungen durch die Rumpf-Flexoren

Störungsursache	Verminderte exzentrische Kontraktionsfähigkeit der Rumpf-Flexoren

Funktionstests
- 3phasige Zwerchfell-Atmung
- Th 5-Wippen
- Brügger-Grundübung (2)
- Gang: Vordere und hintere Schritthälfte

Durchführung

Ausgangsstellung	Stabilisierte aufrechte Körperhaltung
ASTE-Variante	*In Rückenlage mit thorakolumbaler Unterstützung (ohne Abbildung)*
Griff	Beide Hände «wandern» entsprechend dem Muskelverlauf von
	1. ventro-kranial nach ventro-kaudal zur Symphyse
	2. latero-kranial nach latero-kaudal
	3. dorso-kranial nach dorso-kaudal
Th.-Widerstand	In Richtung Rumpf-Flexion bzw. Expirationsstellung des Diaphragmas
Widerstand-Variante	*Widerstand während der Ausatmung geben, sonst wie oben*
Bewegungsauftrag	→ Die Arme neben dem Körper strecken und nach außen drehen
	→ In aufrechter Körperhaltung tief in den Bauch atmen, so daß eine «runde Kuppel» entsteht.
	→ Diese Kuppel beibehalten und oberflächlich weiteratmen,
	→ während die Therapeutin oder der Therapeut mit den Händen über den Bauch wandert.

Merkpunkte
- Die Hände jeweils erst dann wechseln, wenn der Widerstand der Rumpfmuskulatur spürbar wird.
- Gefahr des dorsalen Überhanges.
- Vermehrte Aktivität im bewegungskompensatorischen Abschnitt vermeiden.
- Mangelnde Rumpfstabilität im Sitzen kann einen negativen Funktionstest bewirken. Deshalb zu Beginn der Therapie die Rumpf-Flexoren zunächst in Rückenlage behandeln.
- Kontrakte Bauchmuskeln verkleinern die Schrittlänge (vordere und hintere Schritthälfte).
- Die Rumpf-Flexion kann u.a. auch durch kontrakte Becken-Extensoren bedingt sein.

Ziel
- ↑ Exzentrische Kontraktionsfähigkeit der Rumpf-Flexoren
    - ↑ Verlängerungsfähigkeit der Rumpf-Flexoren
    - ↑ Bewegungsausmaß der Rumpf-Extension
- ↑ Konzentrische Kontraktionsfähigkeit der Rumpf-Extensoren
    - ↑ Kraftentfaltung der Rumpf-Extensoren
- ↑ Funktioneller Synergismus der Rumpf-Flexoren und der Rumpf-Extensoren
    - ↑ Koordination der aufrechten Körperhaltung und Bewegung
- ↓ Weiterlaufende Bremsimpulse der Rumpf-Flexoren auf die PB Thorax-Hebung
    - ↓ Weiterlaufende Bremsimpulse auf die PBs Becken-Kippung und Nacken-Streckung
    - ↓ Auslaufende Bremsimpulse auf die Extremitäten
- ↑ **Globales Bewegungsmuster der aufrechten Haltung und Bewegung**

Rumpf-Flexion

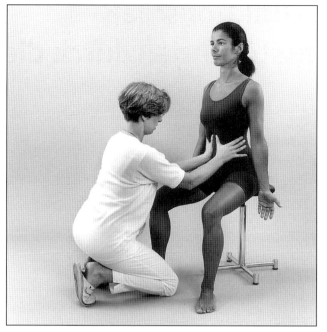

Ventral

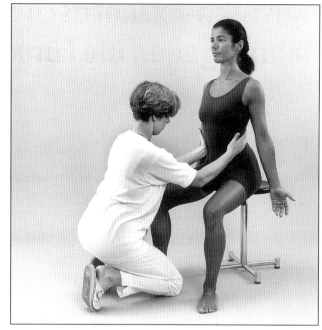

Lateral

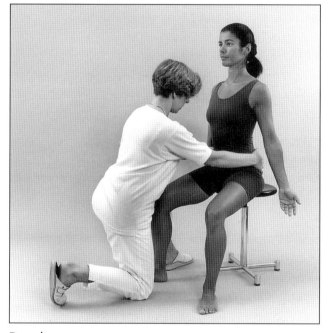

Dorsal

Agistisch-exzentrische Kontraktionsmaßnahme gegen die Funktionsstörungen durch die
Thorax-Lateralflexoren

Störungsursache	Verminderte exzentrische Kontraktionsfähigkeit der Thorax-Lateralflexoren
Funktionstests	– Schulter-Abduktion auf der ipsilateralen Seite – Th 5-Wippen – Brügger-Grundübung (4) im Seitenvergleich

Durchführung Am Beispiel der Thorax-Lateralflexoren (rechts)

Ausgangsstellung	Thorax-Lateralflexion (links)
Endstellung	Thorax-Lateralflexion (rechts)
Griff	Beide Hände umfassen unterhalb der Skapulae seitlich den Thorax, wobei die Daumen von dorsal einen kleinen Extensionsimpuls geben.
Th.-Widerstand	In Richtung Thorax-Lateralflexion nach rechts
Bewegungsauftrag	→ Die Arme zur Stabilisation der aufrechten Körperhaltung nach außen drehen, → den gestreckten Oberkörper zur linken Seite neigen und → die Bewegung des Oberkörpers zur rechten Seite durch die Therapeutin oder den Therapeuten abbremsen.

Merkpunkte
- Das Gesäß behält seinen Kontakt zur Sitzfläche.
- Schulterblattmitbewegungen vermeiden.
- Die Stabilisation der aufrechten Haltung beibehalten.
- Abweichungen im Sinne eines Thorax-Shifts können eine Thorax-Lateralflexion vortäuschen.

Ziel
- ↑ Exzentrische Kontraktionsfähigkeit der Thorax-Rechts-Lateralflexoren
  - ↑ Verlängerungsfähigkeit der Thorax-Rechts-Lateralflexoren
  - ↑ Bewegungsausmaß der Thorax-Links-Lateralflexion
- ↑ Konzentrische Kontraktionsfähigkeit der Thorax-Links-Lateralflexoren
  - ↑ Kraftentfaltung der Thorax-Links-Lateralflexoren
- ↑ Funktioneller Synergismus der Thorax-Rechts-Lateralflexoren und der Thorax-Links-Lateralflexoren
  - ↑ Koordination der Bewegungen des Körperstammes
- ↓ Weiterlaufende Bremsimpulse der Thorax-Rechts-Lateralflexoren auf die PB Thorax-Hebung
  - ↓ Weiterlaufende Bremsimpulse auf die PBs Becken-Kippung und Nacken-Streckung
  - ↓ Auslaufende Bremsimpulse auf die Extremitäten
- **↑ Globales Bewegungsmuster der aufrechten Haltung und Bewegung**

Thorax-Lateralflexion

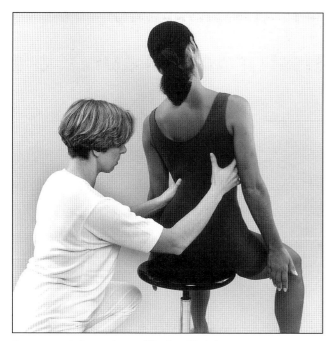

Ausgangsstellung: Lateralflexion (links)

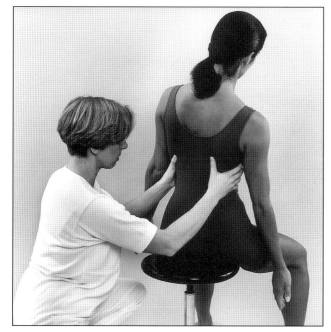

Endstellung: Lateralflexion (rechts)

Agistisch-exzentrische Kontraktionsmaßnahme gegen die Funktionsstörungen durch den Thorax-Shift

Störungsursache	Verminderte exzentrische Kontraktionsfähigkeit der am Shift des Thorax beteiligten Muskeln
Funktionstests	– ADL: Gewichtsverteilung auf beide Füße beim Stehen – Th 5-Wippen – Straight leg raise (SLR)

Durchführung Am Beispiel des Thorax-Shifts (links)

Ausgangsstellung	Thorax-Shift (rechts)
Endstellung	Thorax-Shift (links)
Griff	Beide Hände umfassen unterhalb der Skapulae seitlich den Thorax, wobei die Daumen von dorsal einen kleinen Extensionsimpuls geben.
Th.-Widerstand	In Richtung Thorax-Shift nach links
Bewegungsauftrag	→ Die Arme zur Stabilisation der aufrechten Körperhaltung nach außen drehen, → den Oberkörper horizontal zur rechten Seite verschieben und → die Verschiebung des Brustkorbes zur linken Seite durch die Therapeutin oder den Therapeuten abbremsen.

Merkpunkte
- Das Gesäß behält seinen Kontakt zur Sitzfläche.
- Auf Ausweichmechanismen in Richtung Thorax-Lateralflexion achten.
- An die funktionelle Koppelung mit der Thorax-Lateralflexion und/oder der Thorax-Rotation denken.
- Abweichungen im Sinne eines Beckenschiefstandes können einen Thorax-Shift vortäuschen.

Ziel
- ↑ Exzentrische Kontraktionsfähigkeit der am Thorax-Links-Shift beteiligten Muskelfunktionen
  - ↑ Verlängerungsfähigkeit der am Thorax-Links-Shift beteiligten Muskelfunktionen
  - ↑ Bewegungsausmaß des Thorax-Rechts-Shifts
- ↑ Konzentrische Kontraktionsfähigkeit der am Thorax-Rechts-Shift beteiligten Muskelfunktionen
  - ↑ Kraftentfaltung der am Thorax-Rechts-Shift beteiligten Muskelfunktionen
- ↑ Funktioneller Synergismus der am Thorax-Links-Shift und der am Thorax-Rechts-Shift beteiligten Muskelfunktionen
  - ↑ Koordination der Thorax- und Armbewegungen
- ↓ Weiterlaufende Bremsimpulse der am Thorax-Links-Shift beteiligten Muskelfunktionen auf die PB Thorax-Hebung
  - ↓ Weiterlaufende Bremsimpulse auf die PBs Becken-Kippung und Nacken-Streckung
  - ↓ Auslaufende Bremsimpulse auf die Extremitäten
- **↑ Globales Bewegungsmuster der aufrechten Haltung und Bewegung**

Thorax-Shift

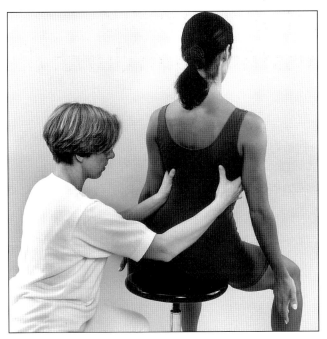

Ausgangsstellung: Shift (rechts)

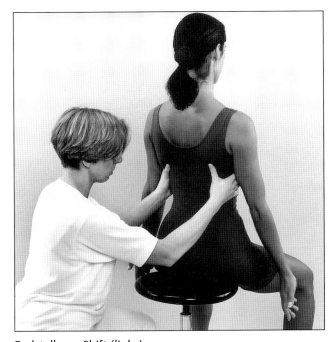

Endstellung: Shift (links)

Agistisch-exzentrische Kontraktionsmaßnahme gegen die Funktionsstörungen durch die Becken-Extensoren

Störungsursache	Verminderte exzentrische Kontraktionsfähigkeit der Becken-Extensoren
Funktionstests	– 3-Punkte-Belastung des Fußes und/oder Fuß-Bein-Achsenstellung – Th 5-Wippen – Spinalübung: Becken-Torsion im Seitenvergleich

Durchführung

Ausgangsstellung	Becken-Kippung
Endstellung	Becken-Aufrichtung
Griff	Beide Hände umfassen von vorne das Becken unterhalb der jeweiligen Spina iliaca anterior superior
Th.-Widerstand	In Richtung Becken-Extension
Bewegungsauftrag	→ Das Becken kippen, → die gestreckten Arme neben dem Körper nach außen drehen und → die Rückwärtsbewegung des Beckens durch die Therapeutin oder den Therapeuten abbremsen.

Merkpunkte

- Daran denken, daß die Becken-Kippung nicht mit der Hüft-Flexion vom proximalen Hebelarm (Becken-Flexion) identisch ist. Deshalb Ausweichbewegung in Richtung Becken-Flexion vermeiden, indem der Tuberkontakt in der Ausgangsstellung erhalten bleibt.
- Die Ventralisation des Beckens als weiteren Ausweichmechanismus vermeiden.
- An die enge funktionelle Koppelung mit der Rumpf-Flexion bzw. Hüft-Adduktion denken.

Ziel

↑ Exzentrische Kontraktionsfähigkeit der Becken-Extensoren
  ↑ Verlängerungsfähigkeit der Becken-Extensoren
  ↑ Bewegungsausmaß der Becken-Kippung
↑ Konzentrische Kontraktionsfähigkeit der Becken-Kipper
  ↑ Kraftentfaltung der Becken-Kipper
↑ Funktioneller Synergismus der Becken-Extensoren und der Becken-Kipper
  ↑ Koordination von Hüft- und Beckenbewegungen
↓ Weiterlaufende Bremsimpulse der Becken-Extensoren auf die PB Becken-Kippung
  ↓ Weiterlaufende Bremsimpulse auf die PBs Thorax-Hebung und Nacken-Streckung
  ↓ Auslaufende Bremsimpulse auf die Extremitäten
↑ **Globales Bewegungsmuster der aufrechten Haltung und Bewegung**

Becken-Extension

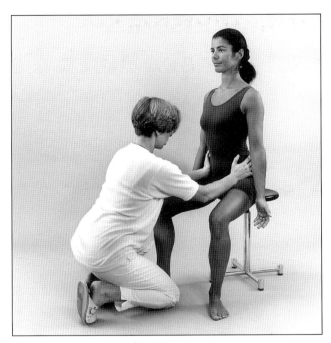

Ausgangsstellung: Becken-Kippung

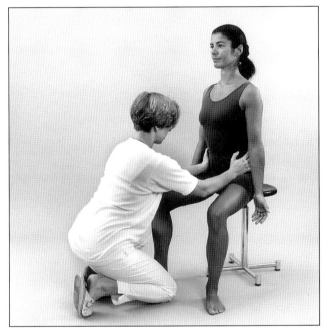

Endstellung: Becken-Aufrichtung

Agistisch-exzentrische Kontraktionsmaßnahme gegen die Funktionsstörungen durch die Becken-Rotatoren

Störungsursache Verminderte exzentrische Kontraktionsfähigkeit der Becken-Rotatoren

Funktionstests
- Becken-Rotation
- Th 5-Wippen
- Fuß-Bein-Achsenstellung

Durchführung Am Beispiel der Becken (+) Rotatoren

Ausgangsstellung	Becken (–) Rotation
Endstellung	Becken (+) Rotation
Griff	Ventrale Hand: Umfaßt das Becken unterhalb der rechten Spina i. a. s.
	Dorsale Hand: Umfaßt das Becken auf der linken Seite von hinten
Th.-Widerstand	In Richtung Becken (+) Rotation
Bewegungsauftrag	→ Die gestreckten Arme neben dem Körper nach außen drehen,
	→ das Becken zur linken Seite drehen und
	→ die Drehung des Beckens nach rechts durch die Therapeutin oder den Therapeuten abbremsen.

Variante *Am Beispiel der Becken (+) Rotation*

Griff	*Ventrale Hand: Umfaßt die proximale Tibia und die Femurkondylen rechts*
	Dorsale Hand: Umfaßt das Becken auf der rechten Seite von hinten
Th.-Widerstand	*Über den Gestängemechanismus in Richtung Becken (+) Rotation*
Bewegungsauftrag	→ *Die gestreckten Arme neben dem Körper nach außen drehen*
	→ *den Vorfußkontakt lösen,*
	→ *das Becken zur linken Seite drehen und*
	→ *das rechte Knie nach vorne schieben und*
	→ *das Zurückschieben des Knies durch die Therapeutin oder den Terapeuten abbremsen.*

Merkpunkte
- Über den Gestängemechanismus können Störungen z. B. des Fußes zu einer Becken-Rotationsfehlstellung führen.
- Die Becken-Rotation bestimmt die Abduktion bzw. Adduktion des Hüftgelenkes vom proximalen Hebelarm.
- Ausweichbewegung in Richtung Lateralflexion vermeiden.

Ziel
↑ Exzentrische Kontraktionsfähigkeit der Becken (+) Rotatoren
 ↑ Verlängerungsfähigkeit der Becken (+) Rotatoren
 ↑ Bewegungsausmaß der Becken (–) Rotation
↑ Konzentrische Kontraktionsfähigkeit der Becken (–) Rotatoren
 ↑ Kraftentfaltung der Becken (–) Rotatoren
↑ Funktioneller Synergismus der Becken (+) Rotatoren und der Becken (–) Rotatoren
 ↑ Koordination der Becken- und Beinbewegungen
↓ Weiterlaufende Bremsimpulse der Becken (+) Rotation auf die PB Becken-Kippung
 ↓ Weiterlaufende Bremsimpulse auf die PBs Thorax-Hebung und Nacken-Streckung
 ↓ Auslaufende Bremsimpulse auf die Extremitäten
↑ **Globales Bewegungsmuster der aufrechten Haltung und Bewegung**

Becken-Rotation

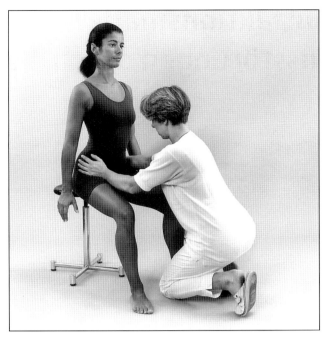

Ausgangsstellung: (−) Rotation

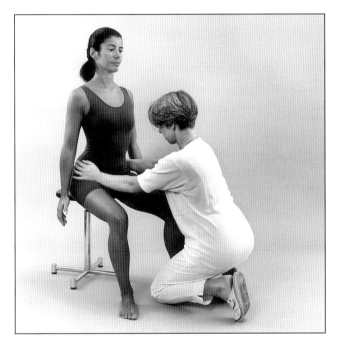

Endstellung: (+) Rotation

Variante

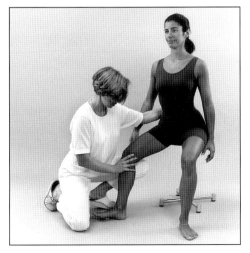 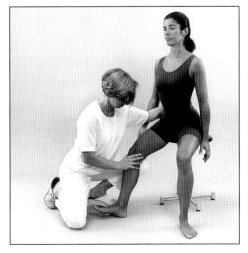

Ausgangsstellung: (−) Rotation   Endstellung: (+) Rotation

Agistisch-exzentrische Kontraktionsmaßnahme gegen die Funktionsstörungen durch die Halswirbelsäulen-Reklinatoren

Störungsursache   Verminderte exzentrische Kontraktionsfähigkeit der HWS-Reklinatoren

Funktionstests
- HWS-Inklination und/oder-Rotation
- Th 5-Wippen
- Skapula-Drehung

Durchführung

Ausgangsstellung	Inklination
Endstellung	Reklination
Griff	Gesichtshand: Entweder flächig unter dem Kinn oder als aufgestellte Faust unter dem Kinn, wobei das Kinn in der Öffnung zwischen Daumen und Zeigefinger eingebettet ist.
	Hinterhauptshand: Flächig an der HWS mit weichem Gabel-Griff unterhalb des Occiputs (Mini-Traktion).
Th.-Widerstand	In Richtung Reklination
Bewegungsauftrag	→ Das Kinn leicht nach unten (in Richtung Brustbein) und nach hinten in Richtung Halswirbelsäule ziehen und/oder nach unten schauen und
	→ das Anheben des Kinns durch die Therapeutin oder den Therapeuten abbremsen.

Merkpunkte
- Mit geringen Widerständen arbeiten.
- Störungen der Daumen-Atlas-Schlinge überprüfen, da die kurzen Nacken-Extensoren auch HWS-Rotatoren sind.
- Die gegenseitige Beeinflussung von Thorax-Hebung und Nacken-Streckung über den Funktionstest der HWS-Inklination mit dorsaler Translation testen.

Ziel
- ↑ Exzentrische Kontraktionsfähigkeit der Reklinatoren
  - ↑ Verlängerungsfähigkeit der Reklinatoren
  - ↑ Bewegungsausmaß der Inklination
- ↑ Konzentrische Kontraktionsfähigkeit der Inklinatoren
  - ↑ Kraftentfaltung der Inklinatoren
- ↑ Funktioneller Synergismus der Inklinatoren und Reklinatoren
  - ↑ Koordination
- ↓ Weiterlaufende Bremsimpulse der Reklinatoren auf die PB Thorax-Hebung
  - ↓ Weiterlaufende Bremsimpulse auf die PBs Becken-Kippung und Nacken-Streckung
  - ↓ Auslaufende Bremsimpulse auf die Extremitäten
- **↑ Globales Bewegungsmuster der aufrechten Haltung und Bewegung**

Halswirbelsäulen-Reklination

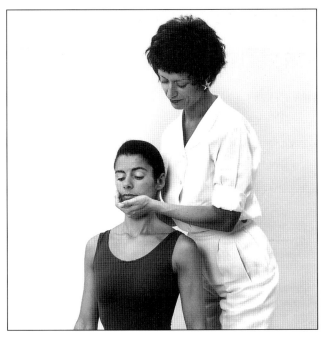

Ausgangsstellung: Inklination

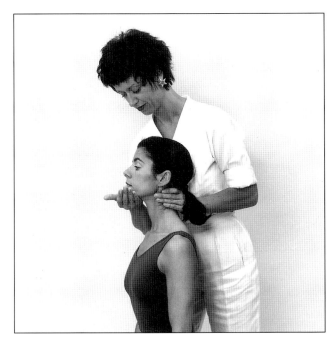

Endstellung: Reklination

Variante

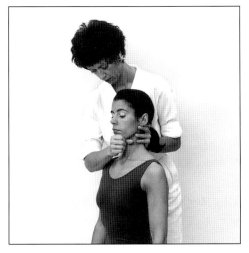

Ausgangsstellung: Inklination

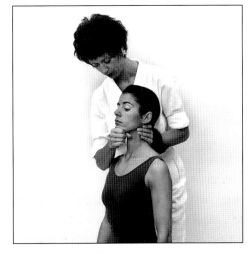

Endstellung: Reklination

Agistisch-exzentrische Kontraktionsmaßnahme gegen die Funktionsstörungen durch die Halswirbelsäulen-Rotatoren

Störungsursache Verminderte exzentrische Kontraktionsfähigkeit der HWS-Rotatoren

Funktionstests
– HWS-Inklination und/oder -Rotation
– Th 5-Wippen
– Skapula-Drehung

Durchführung Am Beispiel der HWS (+) Rotatoren

Ausgangsstellung	HWS-Rotation (–)
Endstellung	HWS-Rotation (+)
Griff	Ventraler Arm: Fixiert den Kopf zwischen Schulter und Hand
	Dorsale Hand: Flächig an der HWS mit Gabel-Griff unterhalb des Occiputs
Griff-Variante	*Beide Hände umfassen flächig den Kopf, wobei die gewölbten Handteller über den Ohren liegen.*
Th.-Widerstand	In Richtung HWS-Rotation nach rechts
Bewegungsauftrag	→ Den Kopf nach links drehen und/oder nach links schauen und
	→ die Kopf-Drehung nach rechts durch die Therapeutin oder den Therapeuten abbremsen.

Merkpunkte
- Nur mit geringen Widerständen arbeiten.
- Rotationsachse beibehalten, d. h., das Abweichen in die Lateralflexion vermeiden.
- Bei Störungen der Daumen-Atlas-Schlinge müssen Rotationseinschränkungen der Halswirbelsäule immer mit in Betracht gezogen werden.

Ziel
↑ Exzentrische Kontraktionsfähigkeit der HWS (+) Rotatoren
  ↑ Verlängerungsfähigkeit der HWS (+) Rotatoren
  ↑ Bewegungsausmaß der HWS (–) Rotation
↑ Konzentrische Kontraktionsfähigkeit der HWS (–) Rotatoren
  ↑ Kraftentfaltung der HWS (–) Rotatoren
↑ Funktioneller Synergismus der HWS (+) Rotatoren und der HWS (–) Rotatoren
  ↑ Koordination
↓ Weiterlaufende Bremsimpulse der HWS (+) Rotatoren auf die PB Nacken-Streckung
  ↓ Weiterlaufende Bremsimpulse auf die PBs Thorax-Hebung und Becken-Kippung
  ↓ Auslaufende Bremsimpulse auf die Extremitäten
↑ **Globales Bewegungsmuster der aufrechten Haltung und Bewegung**

Halswirbelsäulen-Rotation

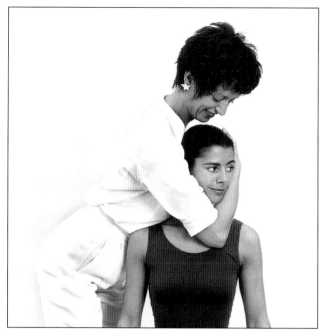

Ausgangsstellung: (–) Rotation

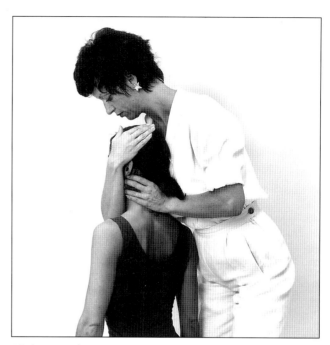

Rückenansicht

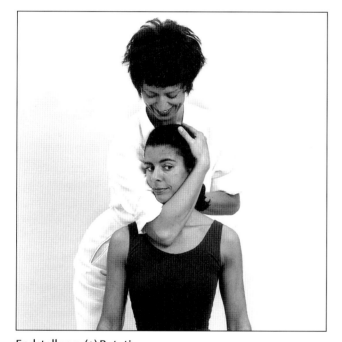

Endstellung: (+) Rotation

Variante

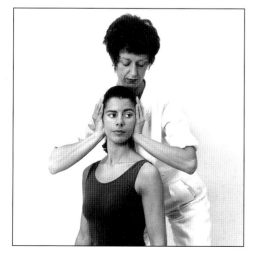

Ausgangsstellung: (–) Rotation

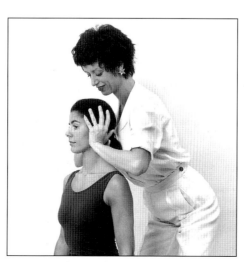

Endstellung: (+) Rotation

Agistisch-exzentrische Kontraktionsmaßnahme gegen die Funktionsstörungen durch die Halswirbelsäulen-Lateralflexoren

Störungsursache	Verminderte exzentrische Kontraktionsfähigkeit der HWS-Lateralflexoren
Funktionstests	– HWS-Inklination und/oder -Rotation – Th 5-Wippen – Armelevation

Durchführung Am Beispiel der HWS-Lateralflexion (links)

Ausgangsstellung	HWS-Lateralflexion (rechts)
Endstellung	HWS-Lateralflexion (links)
Griff	Beide Hände umfassen flächig den Kopf, wobei die gewölbten Handteller über den Ohren liegen.
Th.-Widerstand	In Richtung HWS-Lateralflexion nach links
Widerstands-Variante	*Segmento-regionalen Widerstand auf verschiedenen Etagen der HWS geben*
Bewegungsauftrag	→ Das rechte Ohr zur rechten Schulter neigen und → die Neigung des Kopfes nach links durch die Therapeutin oder den Therapeuten abbremsen.

Merkpunkte
- Mit geringen Widerständen arbeiten.
- Laterale Ausweichbewegungen des Thorax vermeiden.

Ziel
- ↑ Exzentrische Kontraktionsfähigkeit der HWS-Links-Lateralflexoren
  - ↑ Verlängerungsfähigkeit der HWS-Links-Lateralflexoren
  - ↑ Bewegungsausmaß der HWS-Rechts-Lateralflexion
- ↑ Konzentrische Kontraktionsfähigkeit der HWS-Rechts-Lateralflexoren
  - ↑ Kraftentfaltung der HWS-Rechts-Lateralflexoren
- ↑ Funktioneller Synergismus der HWS-Links-Lateralflexoren und der HWS-Rechts-Lateralflexoren
  - ↑ Koordination der HWS-Kopf-Funktionen
- ↓ Weiterlaufende Bremsimpulse der HWS-Links-Lateralflexoren auf die PB Nacken-Streckung
  - ↓ Weiterlaufende Bremsimpulse auf die PBs Thorax-Hebung und Becken-Kippung
  - ↓ Auslaufende Bremsimpulse auf die Extremitäten
- **↑ Globales Bewegungsmuster der aufrechten Haltung und Bewegung**

Halswirbelsäulen-Lateralflexion

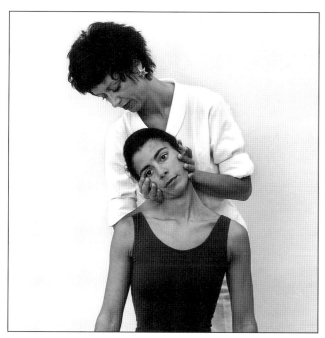

Ausgangsstellung: Lateralflexion (rechts)

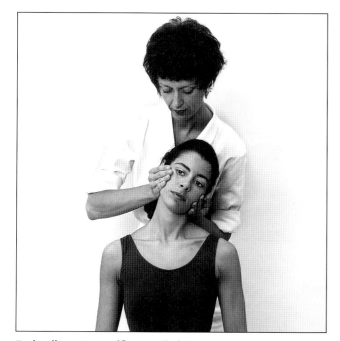

Endstellung: Lateralflexion (links)

Agistisch-exzentrische Kontraktionsmaßnahme gegen die Funktionsstörungen durch die Kiefer-Adduktoren

Störungsursache	Verminderte exzentrische Kontraktionsfähigkeit der Kiefer-Adduktoren

Funktionstests
- HWS-Inklination
- Kiefer-Öffnung
- Th 5-Wippen
- Skapula-Drehung

Durchführung

Ausgangsstellung	Kiefer-Abduktion (Mundöffnung)
Endstellung	Kiefer-Adduktion (Mundschluß)
Griff	Gesichtshand: Flächig unter dem Kinn
	Hinterhauptshand: Unterhalb des Occiputs mit flächigem Gabel-Griff
Griff-Variante	*Daumen kontrollieren das Kiefergelenk, Kleinfinger und Ringfinger liegen auf der HWS-Rückseite, Mittelfinger und Zeigefinger liegen unter dem Unterkiefer.*
Th.-Widerstand	In Richtung Kiefer-Adduktion
Bewegungsauftrag	→ Den Mund öffnen und
	→ das Schließen des Kiefers durch die Therapeutin oder den Therapeuten abbremsen.

Merkpunkte
- Luxationsgefahr des Kiefers beachten.
- HWS-Reklinationsstellung vermeiden.

Ziel
- ↑ Exzentrische Kontraktionsfähigkeit der Kiefer-Adduktoren
  - ↑ Verlängerungsfähigkeit der Kiefer-Adduktoren
  - ↑ Bewegungsausmaß der Kiefer-Abduktion
- ↑ Konzentrische Kontraktionsfähigkeit der Kiefer-Abduktoren
  - ↑ Kraftentfaltung der Kiefer-Abduktoren
- ↑ Funktioneller Synergismus der Kiefer-Adduktoren und der Kiefer-Abduktoren
  - ↑ Koordination der Kiefer-, Kopf- und HWS-Bewegungen
- ↓ Weiterlaufende Bremsimpulse der Kiefer-Adduktoren auf die PB Nacken-Streckung
  - ↓ Weiterlaufende Bremsimpulse auf die PBs Thorax-Hebung und Becken-Kippung
  - ↓ Auslaufende Bremsimpulse auf die Extremitäten
- **↑ Globales Bewegungsmuster der aufrechten Körperhaltung**

Kiefer-Adduktion

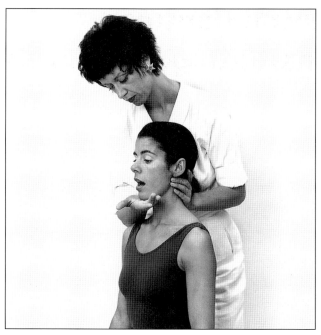
Ausgangsstellung: Abduktion (Mundöffnung)

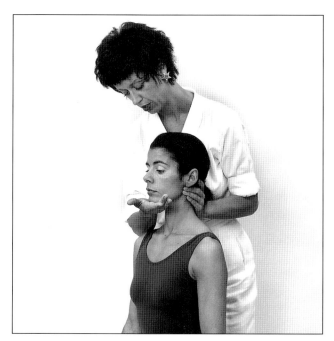
Endstellung: Adduktion (Mundschluß)

Variante

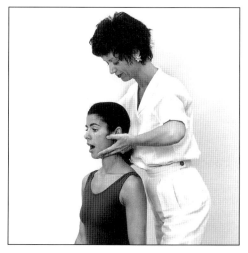 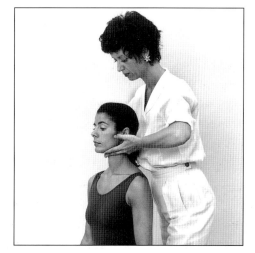

ASTE: Abduktion mit Kiefergelenkkontrolle   ESTE: Adduktion mit Kiefergelenkkontrolle

Agistisch-exzentrische Kontraktionsmaßnahme gegen die Funktionsstörungen durch die Kiefer-Abduktoren

Störungsursache	Verminderte exzentrische Kontraktionsfähigkeit der Kiefer-Abduktoren
Funktionstests	– HWS-Inklination und/oder -Rotation – Th 5-Wippen – Skapula-Drehung

Durchführung

Ausgangsstellung	Kiefer-Adduktion (Mundschluß)
Endstellung	Kiefer-Abduktion (Mundöffnung)
Griff	Gesichtshand: Umfaßt von vorne mit dem Gabel-Griff das Kinn
	Hinterhauptshand: Unterhalb des Occiputs mit flächigem Gabel-Griff
Th.-Widerstand	In Richtung Kiefer-Abduktion
Bewegungsauftrag	→ Den Mund schließen und
	→ die Mundöffnung durch die Therapeutin oder den Therapeuten abbremsen.

Merkpunkte
- Luxationsgefahr des Kiefers berücksichtigen.
- Den Unterkiefer nicht nach dorsal verschieben.
- Keine hohen Widerstände anwenden.

Ziel

↑ Exzentrische Kontraktionsfähigkeit der Kiefer-Abduktoren
  ↑ Verlängerungsfähigkeit der Kiefer-Abduktoren
  ↑ Bewegungsausmaß der Kiefer-Adduktion
↑ Konzentrische Kontraktionsfähigkeit der Kiefer-Adduktoren
  ↑ Kraftentfaltung der Kiefer-Adduktoren
↑ Funktioneller Synergismus der Kiefer-Abduktoren und der Kiefer-Adduktoren
  ↑ Koordination der Kieferfunktion
↓ Weiterlaufende Bremsimpulse der Kiefer-Abduktoren auf die PB Nacken-Streckung
  ↓ Weiterlaufende Bremsimpulse auf die PBs Thorax-Hebung und Becken-Kippung
  ↓ Auslaufende Bremsimpulse auf die Extremitäten
↑ **Globales Bewegungsmuster der aufrechten Haltung und Bewegung**

Kiefer-Abduktion

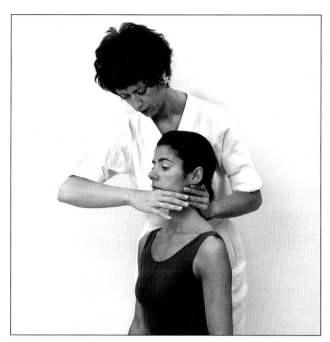

Ausgangsstellung: Adduktion (Mundschluß)

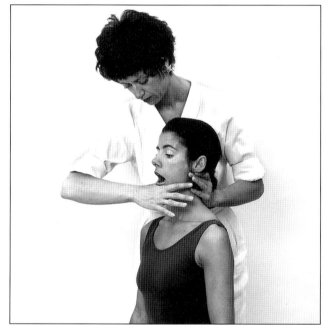

Endstellung: Abduktion (Mundöffnung)

Agistisch-exzentrische Kontraktionsmaßnahme gegen die Funktionsstörungen durch die Kiefer-Translatoren

Störungsursache Verminderte exzentrische Kontraktionsfähigkeit der an der seitlichen Kieferverschiebung beteiligten Muskeln

Funktionstests
– HWS-Inklination und/oder -Rotation
– Th 5-Wippen
– Skapula-Drehung
– Symmetrie der Kiefer-Öffnung

Durchführung Am Beispiel der Kiefer-Translatoren (links)

Ausgangsstellung	Kiefer-Translation (rechts) bei leicht geöffnetem Kiefer
Endstellung	Kiefer-Translation (links)
Griff	Gesichtshand: Handballen am rechten Unterkiefer
	Hinterhauptshand: Umgreift mit flächigem Gabel-Griff die HWS
Th.-Widerstand	In Richtung Kiefer-Links-Translation
Bewegungsauftrag	→ Den Unterkiefer nach rechts schieben,
	→ mit den Augen nach rechts schauen und
	→ das Verschieben des Unterkiefers nach links durch die Therapeutin oder den Therapeuten abbremsen, wobei die Augen der Kieferbewegung folgen.

Merkpunkte
- Keine hohen Widerstände anwenden.
- Vorher die Gelenkmechanik ohne Widerstände prüfen und an Luxation oder Frakturen denken.

Ziel
↑ Exzentrische Kontraktionsfähigkeit der Kiefer-Links-Translatoren
   ↑ Verlängerungsfähigkeit der Kiefer-Links-Translatoren
   ↑ Bewegungsausmaß der Kiefer-Rechts-Translation
↑ Konzentrische Kontraktionsfähigkeit der Kiefer-Rechts-Translatoren
   ↑ Kraftentfaltung der Kiefer-Rechts-Translatoren
↑ Funktioneller Synergismus der Kiefer-Links-Translatoren und der Kiefer-Rechts-Translatoren
   ↑ Koordination der Kieferfunktionen
↓ Weiterlaufende Bremsimpulse der Kiefer-Links-Translatoren auf die PB Nacken-Streckung
   ↓ Weiterlaufende Bremsimpulse auf die PBs Thorax-Hebung und Becken-Kippung
   ↓ Auslaufende Bremsimpulse auf die Extremitäten
↑ Globales Bewegungsmuster der aufrechten Haltung und Bewegung

Kiefer-Translation

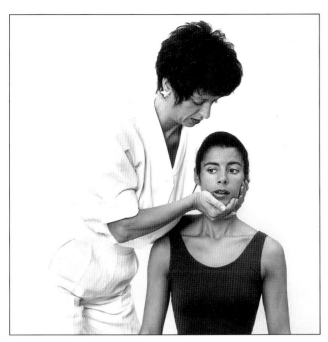

Ausgangsstellung: Translation (rechts)

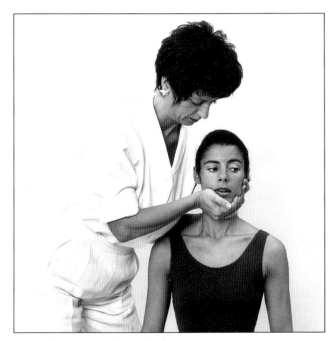

Endstellung: Translation (links)

Agistisch-exzentrische Kontraktionsmaßnahme gegen die Funktionsstörungen durch die Zehen-Flexoren

Störungsursache Verminderte exzentrische Kontraktionsfähigkeit der Zehen-Flexoren II–V

Funktionstests
- HWS-Rotation
- Th 5-Wippen
- 3-Punkte-Belastung des Fußes

Durchführung Am Beispiel der Zehen-Flexoren (links)

Ausgangsstellung	Zehen-Extension
Endstellung	Zehen-Flexion
Griff	Mediale Hand: Unterstützt retrokapital die vordere Querwölbung
	Distale Hand: Greift weich mit dem Daumenballen um die Zehen II–V
Th.-Widerstand	In Richtung Zehen-Flexion
Bewegungsauftrag	→ Zehen strecken und
	→ die Bewegung der Zehen in die Beugung durch die Therapeutin oder den Therapeuten abbremsen.

Merkpunkte
- Mit wenig Widerstand arbeiten, da die Fehlstellungen der Zehen häufig mit morphologischen Veränderungen einhergehen.
- Bei massiver Kraftlosigkeit an die funktionelle Koppelung mit den Fußfunktionen, der Knie-Flexion und der Becken-Extension denken.

Ziel
- ↑ Exzentrische Kontraktionsfähigkeit der Zehen-Flexoren
    - ↑ Verlängerungsfähigkeit der Zehen-Flexoren
    - ↑ Bewegungsausmaß der Zehen-Extension
- ↑ Konzentrische Kontraktionsfähigkeit der Zehen-Extensoren
    - ↑ Kraftentfaltung der Zehen-Extensoren
- ↑ Funktioneller Synergismus der Zehen-Flexoren und der Zehen-Extensoren
    - ↑ Koordination der Zehen- und Fußbewegungen
- ↓ Rücklaufende Bremsimpulse der Zehen-Flexoren auf die PB Becken-Kippung
    - ↓ Weiterlaufende Bremsimpulse auf die PBs Thorax-Hebung und Nacken-Streckung
    - ↓ Bremsimpulse auf die Extremitäten
- ↑ **Globales Bewegungsmuster der aufrechten Haltung und Bewegung**

Zehen-Flexion

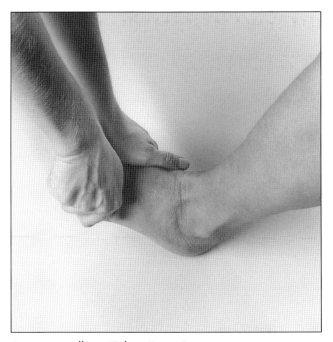

Ausgangsstellung: Zehen-Extension

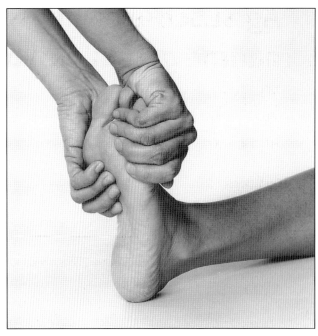

Ansicht von unten

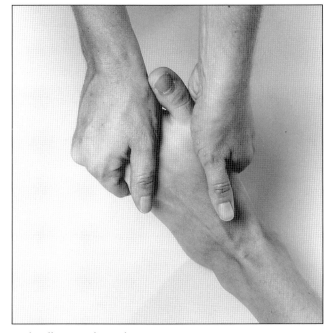

Endstellung: Zehen-Flexion

Agistisch-exzentrische Kontraktionsmaßnahme gegen die Funktionsstörungen durch die Zehengrundgelenk-Extensoren

Störungsursache Verminderte exzentrische Kontraktionsfähigkeit der Zehengrundgelenks-Extensoren II–V

Funktionstests
– Knie-Flexions-Test
– Th 5-Wippen
– Gang: Spielbeinphase

Durchführung Am Beispiel der Zehengrundgelenks-Extensoren (rechts)

Ausgangsstellung	Zehen-Flexion
Endstellung	Zehen-Extension
Griff	Mediale Hand: Unterstützt retrokapital die vordere Querwölbung
	Distale Hand: Greift mit dem Zeigefinger unter die Zehen
Th.-Widerstand	In Richtung Extension
Bewegungsauftrag	→ Die Zehen einrollen und
	→ die Bewegung in die Streckung durch die Therapeutin oder den Therapeuten abbremsen.

Merkpunkte
- Mit wenig Widerstand arbeiten, da die Fehlstellungen der Zehen häufig mit morphologischen Veränderungen einhergehen.
- Die Funktionsstörung der Zehengrundgelenks-Extension ist meistens mit einem Funktionsüberwiegen der Zehen-Flexoren und Plantarflexoren gekoppelt.

Ziel
↑ Exzentrische Kontraktionsfähigkeit der Zehengrundgelenks-Extensoren
  ↑ Verlängerungsfähigkeit der Zehengrundgelenks-Extensoren
  ↑ Bewegungsausmaß der Zehen-Flexion
↑ Konzentrische Kontraktionsfähigkeit der Zehen-Flexoren
  ↑ Kraftentfaltung der Zehen-Flexoren
↑ Funktioneller Synergismus der Zehengrundgelenks-Extensoren und der Zehen-Flexoren
  ↑ Koordination der Zehen- und Fußbewegungen
↓ Rücklaufende Bremsimpulse der Zehengrundgelenks-Extensoren auf die PB Becken-Kippung
  ↓ Weiterlaufende Bremsimpulse auf die PBs Thorax-Hebung und die Nacken-Streckung
  ↓ Auslaufende Bremsimpulse auf die Extremitäten
↑ **Globales Bewegungsmuster der aufrechten Haltung und Bewegung**

Zehengrundgelenk-Extension

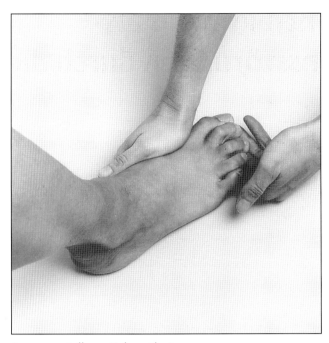
Ausgangsstellung: Zehen-Flexion

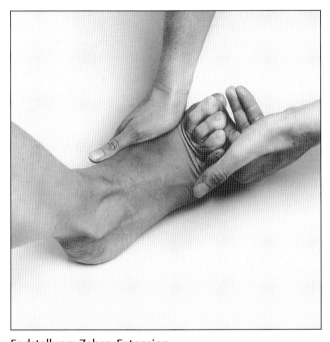
Endstellung: Zehen-Extension

Agistisch-exzentrische Kontraktionsmaßnahme gegen die Funktionsstörungen durch die Kleinzehen-Oppositoren

Störungsursache	Verminderte exzentrische Kontraktionsfähigkeit der Kleinzehen-Oppositoren
Funktionstests	– 3-Punkte-Belastung des Fußes – Th 5-Wippen – Becken-Rotation

Durchführung Am Beispiel der Kleinzehen-Oppositoren (rechts)

Ausgangsstellung	Kleinzehen-Reposition
Endstellung	Kleinzehen-Opposition
Griff	Mediale Hand: Umgreift den medialen Fußrand und unterstützt retrokapital die vordere Querwölbung (vgl. S. 107) Laterale Hand: Umgreift den lateralen Fußrand
Th.-Widerstand	In Richtung Kleinzehen-Opposition
Bewegungsauftrag	→ Den Fußaußenrand nach oben-außen hochziehen, → die Kleinzehe abspreizen und → die Drehbewegung der Kleinzehe und des Fußaußenrandes nach unten durch die Therapeutin oder den Therapeuten abbremsen.

Merkpunkte
- Es findet nur eine kleine Bewegung statt.
- Mit wenig Kraft arbeiten.
- Die funktionelle Koppelung mit der Supination, der Plantarflexion und/oder der Dorsalextension beachten.
- Via Gestängemechanismus können funktionelle Kontrakturen der Kleinzehen-Oppositoren zur Becken-Aufrichtung und/oder -Rotation führen.
- Die Bewegungseinschränkung der Hüft-Flexion bei extendiertem Knie (SLR-Test) ist häufig auf Kontrakturen im Fußbereich zurückzuführen.

Ziel
- ↑ Exzentrische Kontraktionsfähigkeit der Kleinzehen-Oppositoren
  - ↑ Verlängerungsfähigkeit der Kleinzehen-Oppositoren
  - ↑ Bewegungsausmaß der Kleinzehen-Reposition
- ↑ Konzentrische Kontraktionsfähigkeit der Kleinzehen-Repositoren
  - ↑ Kraftentfaltung der Kleinzehen-Repositoren
- ↑ Funktioneller Synergismus der Kleinzehen-Oppositoren und der Kleinzehen-Repositoren
  - ↑ Koordination der Zehen- und Fußbewegungen
- ↓ Rücklaufende Bremsimpulse der Kleinzehen-Oppositoren auf die PB Becken-Kippung
  - ↓ Weiterlaufende Bremsimpulse auf die PBs Thorax-Hebung und Nacken-Streckung
  - ↓ Auslaufende Bremsimpulse auf die Extremitäten
- **↑ Globales Bewegungsmuster der aufrechten Haltung und Bewegung**

Kleinzehen-Opposition

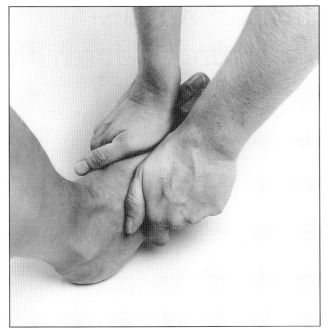

Ausgangsstellung: Kleinzehen-Reposition

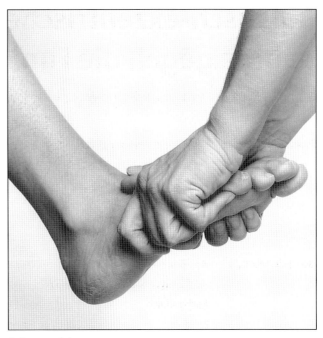

Seitenansicht

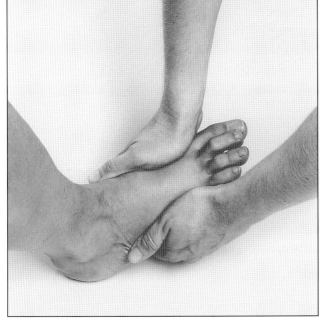

Endstellung: Kleinzehen-Opposition

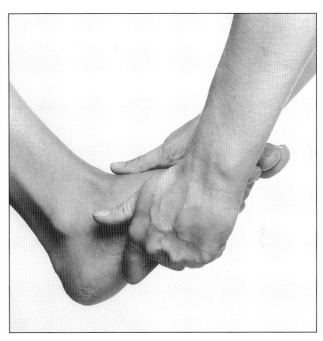

Seitenansicht

Agistisch-exzentrische Kontraktionsmaßnahme gegen die Funktionsstörungen durch die Großzehen-Flexoren

Störungsursache Verminderte exzentrische Kontraktionsfähigkeit der Großzehen-Flexoren

Funktionstests
- 3-Punkte-Belastung des Fußes
- Th 5-Wippen
- Becken-Rotation

Durchführung Am Beispiel der Großzehen-Flexoren (links)

Ausgangsstellung	Großzehen-Extension
Endstellung	Großzehen-Flexion
Griff	Mediale Hand: Umgreift die Großzehe
	Laterale Hand: Umgreift den Fußaußenrand und unterstützt die vordere Querwölbung (vgl. S. 107)
Th.-Widerstand	In Richtung Großzehen-Flexion
Bewegungsauftrag	→ Die Großzehe strecken und
	→ die Bewegung der Großzehe in die Beugung durch die Therapeutin oder den Therapeuten abbremsen.

Merkpunkte
- Mit wenig Kraft arbeiten.
- An die Koppelung mit der Zehen-Flexion, der Kleinzehen-Opposition und via Gestängemechanismus mit der Becken-Aufrichtung und Becken (–) Rotation denken.

Ziel
- ↑ Exzentrische Kontraktionsfähigkeit der Großzehen-Flexoren
  - ↑ Verlängerungsfähigkeit der Großzehen-Flexoren
  - ↑ Bewegungsausmaß der Großzehen-Extension
- ↑ Konzentrische Kontraktionsfähigkeit der Großzehen-Extensoren
  - ↑ Kraftentfaltung der Großzehen-Extensoren
- ↑ Funktioneller Synergismus der Großzehen-Flexoren und der Großzehen-Extensoren
  - ↑ Koordination der Zehen- und Fußbeweglichkeit
- ↓ Rücklaufende Bremsimpulse der Großzehen-Flexoren auf die PB Becken-Kippung
  - ↓ Weiterlaufende Bremsimpulse auf die PBs Thorax-Hebung und Nacken-Streckung
  - ↓ Auslaufende Bremsimpulse auf die Extremitäten
- **↑ Globales Bewegungsmuster der aufrechten Haltung und Bewegung**

Großzehen-Flexion

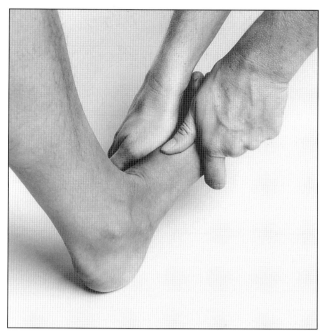

Ausgangsstellung: Großzehen-Extension

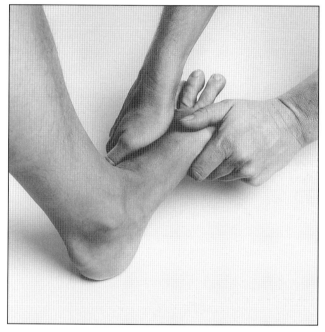

Endstellung: Großzehen-Flexion

Agistisch-exzentrische Kontraktionsmaßnahme gegen die Funktionsstörungen durch die Großzehen-Extensoren

Störungsursache Verminderte exzentrische Kontraktionsfähigkeit der Großzehen-Extensoren

Funktionstests
- 3-Punkte-Belastung am Fuß
- Becken-Rotation
- Th 5-Wippen
- Gang: Abrollphasen

Durchführung Am Beispiel der Großzehen-Extensoren (links)

Ausgangsstellung	Großzehen-Flexion
Endstellung	Großzehen-Extension
Griff	Mediale Hand: Umgreift die Großzehe
	Laterale Hand: Umgreift den Fußaußenrand und unterstützt die vordere Querwölbung (vgl. S.107)
Th.-Widerstand	In Richtung Großzehen-Extension
Bewegungsauftrag	→ Die Großzehe beugen und
	→ die Bewegung in die Streckung der Großzehe durch die Therapeutin oder den Therapeuten abbremsen.

Merkpunkte
- Mit wenig Widerstand arbeiten.
- An die Koppelung mit der Dorsalextension/Supination denken.

Ziel
- ↑ Exzentrische Kontraktionsfähigkeit der Großzehen-Extensoren
  - ↑ Verlängerungsfähigkeit der Großzehen-Extensoren
  - ↑ Bewegungsausmaß der Großzehen-Flexion
- ↑ Konzentrische Kontraktionsfähigkeit der Großzehen-Flexoren
  - ↑ Kraftentfaltung der Großzehen-Flexoren
- ↑ Funktioneller Synergismus der Großzehen-Extensoren und der Großzehen-Flexoren
  - ↑ Koordination der Zehen- und Fußbewegungen
- ↓ Rücklaufende Bremsimpulse der Großzehen-Extensoren auf die PB Becken-Kippung
  - ↓ Weiterlaufende Bremsimpulse auf die PBs Thorax-Hebung und Nacken-Streckung
  - ↓ Auslaufende Bremsimpulse auf die Extremitäten
- **↑ Globales Bewegungsmuster der aufrechten Haltung und Bewegung**

Großzehen-Extension

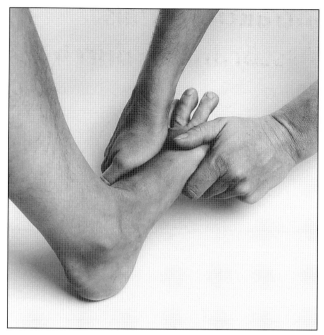

Ausgangsstellung: Großzehen-Flexion

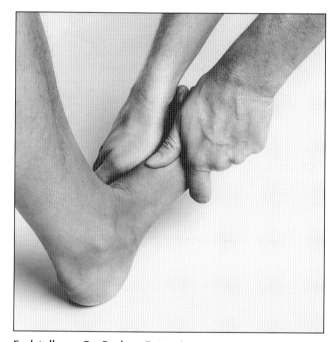

Endstellung: Großzehen-Extension

Agistisch-exzentrische Kontraktionsmaßnahme gegen die Funktionsstörungen durch die Vorfuß-Adduktoren

Störungsursache Verminderte exzentrische Kontraktionsfähigkeit der Vorfuß-Adduktoren

Funktionstests
- Knie-Flexions-Test
- Th 5-Wippen
- 3-Punkte-Belastung des Fußes

Durchführung Am Beispiel der Vorfuß-Adduktoren (links)

Ausgangsstellung	Vorfuß-Abduktion
Endstellung	Vorfuß-Adduktion
Griff	Mediale Hand: Umgreift sprunggelenknah den Fuß von medial und stabilisiert ihn
	Laterale Hand: Umgreift die Metatarsalia von lateral
Th.-Widerstand	In Richtung Vorfuß-Adduktion
Bewegungsauftrag	→ Den Vorfuß leicht abheben und nach außen bewegen und
	→ die Bewegung nach innen durch die Therapeutin oder den Therapeuten abbremsen.

Merkpunkte
- Mit wenig Kraft arbeiten.
- Es findet fast keine Bewegung statt.
- An die häufige Koppelung mit der Supination denken.

Ziel
- ↑ Exzentrische Kontraktionsfähigkeit der Vorfuß-Adduktoren
  - ↑ Verlängerungsfähigkeit der Vorfuß-Adduktoren
  - ↑ Bewegungsausmaß der Vorfuß-Abduktion
- ↑ Konzentrische Kontraktionsfähigkeit der Vorfuß-Abduktoren
  - ↑ Kraftentfaltung der Vorfuß-Abduktoren
- ↑ Funktioneller Synergismus der Vorfuß-Adduktoren und der Vorfuß-Abduktoren
  - ↑ Koordination der Zehen- und Fußbewegungen
- ↓ Rücklaufende Bremsimpulse der Vorfuß-Adduktoren auf die PB Becken-Kippung
  - ↓ Weiterlaufende Bremsimpulse auf die PBs Thorax-Hebung und Nacken-Streckung
  - ↓ Auslaufende Bremsimpulse auf die Extremitäten
- **↑ Globales Bewegungsmuster der aufrechten Haltung und Bewegung**

Vorfuß-Adduktion

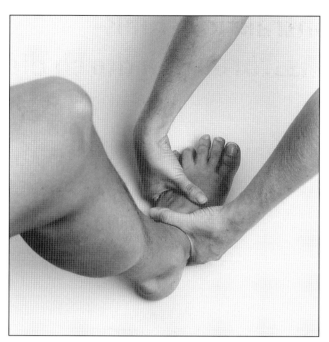

Ausgangsstellung: Vorfuß-Abduktion

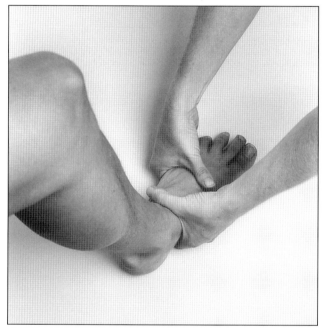

Endstellung: Vorfuß-Adduktion

Agistisch-exzentrische Kontraktionsmaßnahme gegen die Funktionsstörungen durch die Plantarflexoren des Fußes

Störungsursache Verminderte exzentrische Kontraktionsfähigkeit der Plantarflexoren des oberen Sprunggelenkes

Funktionstests
- Beinachsenstellung mit 3-Punkte-Belastung des Fußes
- Th 5-Wippen mit Beurteilung des Gestängemechanismus
- Skapula-Drehung

Durchführung Am Beispiel der Plantarflexoren (rechts)

Ausgangsstellung	Dorsalextension
Endstellung	Plantarflexion
Griff	Mediale Hand: Hat Kontakt mit dem Unterschenkel oder am Knie
	Laterale Hand: Umgreift sprunggelenknah den Fußrücken
Th.-Widerstand	In Richtung Plantarflexion
Bewegungsauftrag	→ Fuß hochziehen und
	→ die Abwärtsbewegung des Fußes durch die Therapeutin oder den Therapeuten abbremsen.

Merkpunkte
- Für und während der Maßnahme die Ferse etwas weiter nach vorne stellen, damit ein größeres Bewegungsausmaß der Plantarflexion möglich ist. Nach erfolgter AEK muß eine korrekte Fuß-Bein-Achsenbelastung eingestellt werden.
- Im Sitzen kann nicht der komplette Bewegungsweg ausgeführt werden.
- Die funktionelle Koppelung mit den Zehen-Flexoren, Knie-Flexoren und den Pronatoren bzw. Supinatoren beachten.

Ziel
- ↑ Exzentrische Kontraktionsfähigkeit der Plantarflexoren
  - ↑ Verlängerungsfähigkeit der Plantarflexoren
  - ↑ Bewegungsausmaß der Dorsalextension
- ↑ Konzentrische Kontraktionsfähigkeit der Dorsalextensoren
  - ↑ Kraftentfaltung der Dorsalextensoren
- ↑ Funktioneller Synergismus der Plantarflexoren und der Dorsalextensoren
  - ↑ Koordination der Fuß- und Beinbewegungen
- ↓ Rücklaufende Bremsimpulse der Plantarflexoren auf die PB Becken-Kippung
  - ↓ Weiterlaufende Bremsimpulse auf die PBs Thorax-Hebung und Nacken-Streckung
  - ↓ Rücklaufende Bremsimpulse auf die Extremitäten
- **↑ Globales Bewegungsmuster der aufrechten Haltung und Bewegung**

Plantarflexion des Fußes

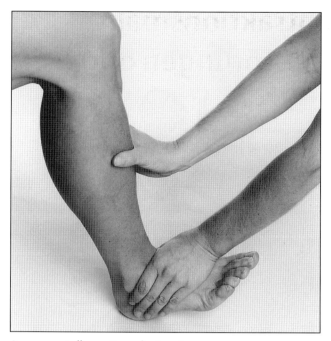

Ausgangsstellung: Dorsalextension

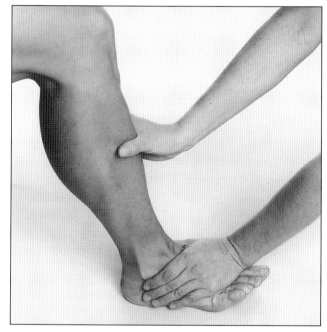

Endstellung: Plantarflexion

Agistisch-exzentrische Kontraktionsmaßnahme gegen die Funktionsstörungen durch die Plantarflexoren/Supinatoren des Fußes

Störungsursache	Verminderte exzentrische Kontraktionsfähigkeit der Plantarflexoren/ Supinatoren des Fußes
Funktionstests	– Gang: Abrollphasen – Th 5-Wippen – Becken-Rotation – 3-Punkte Belastung des Fußes

Durchführung Am Beispiel der Plantarflexoren/Supinatoren (rechts)

Ausgangsstellung	Dorsalextension/Pronation
Endstellung	Plantarflexion/Supination
Griff	Mediale Hand: Kontrolliert den Unterschenkel bzw. das Knie
	Laterale Hand: Umgreift sprunggelenknah den Fußrücken
Th.-Widerstand	In Richtung Plantarflexion/Supination
Bewegungsauftrag	→ Den Fußaußenrand nach außen-oben ziehen und
	→ die Bewegung nach unten-innen durch die Therapeutin oder den Therapeuten abbremsen.

Merkpunkte
- Für die Maßnahme die Ferse etwas weiter nach vorne stellen, damit ein größeres Bewegungsausmaß der Plantarflexion möglich ist. Nach erfolgter AEK muß eine korrekte Fuß-Bein-Achsenbelastung eingestellt werden.
- Die funktionelle Koppelung mit den Funktionen: Zehen-Flexion, Vorfuß-Adduktion, Knie-Flexion und Becken-Extension berücksichtigen.
- Kontrakte Plantarflexoren/Supinatoren beeinträchtigen durch die zum Schutz hyperton geschalteten Knie-Innenrotatoren die Schwungphase des Spielbeines und führen somit u. a. zu einer verkleinerten vorderen ipsilateralen und hinteren kontralateralen Schritthälfte.
- Im Sinne des Bewegungsprogrammes «Gang» an die Auswirkungen von Störfaktoren der oberen Extremität denken.
- Pronations- und Supinationskomponente können in verschiedenen Ausgangsstellungen, z. B. vom Sitz zum Stand, variieren, da sich die Bein-Achsenstellung und die Gleichgewichtssituation verändern.
- Bei kontrakten Plantarflexoren/Supinatoren mit starker supinatorischer Komponente auch die möglichen Kontrakturen der Dorsalextensoren/Supinatoren überprüfen.

Ziel
- ↑ Exzentrische Kontraktionsfähigkeit der Plantarflexoren/Supinatoren
    - ↑ Verlängerungsfähigkeit der Plantarflexoren/Supinatoren
    - ↑ Bewegungsausmaß der Dorsalextension/Pronation
- ↑ Konzentrische Kontraktionsfähigkeit der Dorsalextensoren/Pronatoren
    - ↑ Kraftentfaltung der Dorsalextensoren/Pronatoren
- ↑ Funktioneller Synergismus der Plantarflexoren/Supinatoren und der Dorsalextensoren/Pronatoren
    - ↑ Koordination des funktionellen Steigbügels
- ↓ Rücklaufende Bremsimpulse der Plantarflexoren/Supinatoren auf die PB Becken-Kippung
    - ↓ Weiterlaufende Bremsimpulse auf die PBs Thorax-Hebung und Nacken-Streckung
    - ↓ Rücklaufende Bremsimpulse auf die Extremitäten
- **↑ Globales Bewegungsmuster der aufrechten Haltung und Bewegung**

Plantarflexion/Supination des Fußes

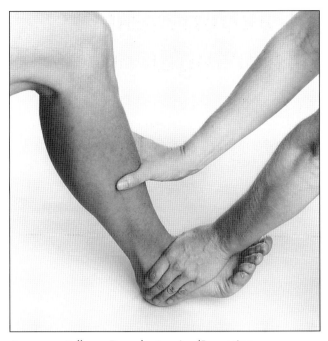

Ausgangsstellung: Dorsalextension/Pronation

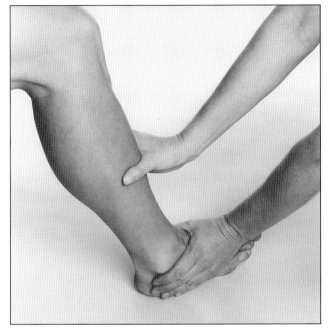

Endstellung: Plantarflexion/Supination

Agistisch-exzentrische Kontraktionsmaßnahme gegen die Funktionsstörungen durch die Plantarflexoren/Pronatoren des Fußes

Störungsursache Verminderte exzentrische Kontraktionsfähigkeit der Plantarflexoren/Pronatoren des Fußes

Funktionstests
– Gang: Abrollphasen
– Th 5-Wippen
– 3-Punkt-Belastung des Fußes und/oder Spurbreite im Stand

Durchführung Am Beispiel der Plantarflexoren/Pronatoren (rechts)

Ausgangsstellung	Dorsalextension/Supination mit < 90° Knie-Flexion
Endstellung	Plantarflexion/Pronation
Griff	Mediale Hand: Umgreift von planto-medial den Fuß
	Laterale Hand: Kontrolliert den Unterschenkel bzw. das Knie
Th.-Widerstand	In Richtung Plantarflexion/Pronation
Bewegungsauftrag	→ Den Fuß und den Fußinnenrand nach oben-innen ziehen und
	→ die Bewegung des Fußes nach unten-außen durch die Therapeutin oder den Therapeuten abbremsen.

Merkpunkte
- Die Beinachsenstellung beibehalten.
- Für und während der Maßnahme die Ferse etwas weiter nach vorne stellen, damit ein größeres Bewegungsausmaß der Plantarflexion möglich ist. Nach erfolgter AEK muß eine korrekte Fuß-Bein-Achsenbelastung eingestellt werden.
- Bei starkem Funktionsüberwiegen der Pronation kann auch eine AEK nur für die kontrakten Pronatoren durchgeführt werden.
- Pronations- und Supinationskomponente können in verschiedenen Ausgangsstellungen, z. B. vom Sitz zum Stand, variieren, da sich die Bein-Achsenstellung und die Gleichgewichtssituation verändern.

Ziel
↑ Exzentrische Kontraktionsfähigkeit der Plantarflexoren/Pronatoren
  ↑ Verlängerungsfähigkeit der Plantarflexoren/Pronatoren
  ↑ Bewegungsausmaß der Dorsalextension/Supination
↑ Konzentrische Kontraktionsfähigkeit der Dorsalextensoren/Supinatoren
  ↑ Kraftentfaltung der Dorsalextensoren/Supinatoren
↑ Funktioneller Synergismus der Plantarflexoren/Pronatoren und der Dorsal-Extensoren/Supinatoren des Fußes
  ↑ Koordination der Fuß- und Beinbewegungen
↓ Rücklaufende Bremsimpulse der Plantarflexoren/Pronatoren auf die PB Becken-Kippung
  ↓ Weiterlaufende Bremsimpulse auf die PBs Thorax-Hebung und Nacken-Streckung
  ↓ Auslaufende Bremsimpulse auf die Extremitäten
↑ **Globales Bewegungsmuster der aufrechten Haltung und Bewegung**

Plantarflexion/Pronation des Fußes

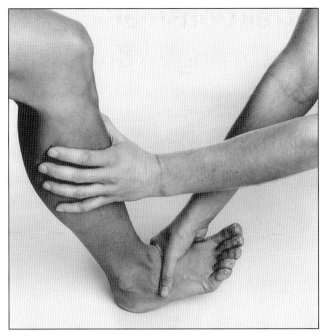
Ausgangsstellung: Dorsalextension/Supination

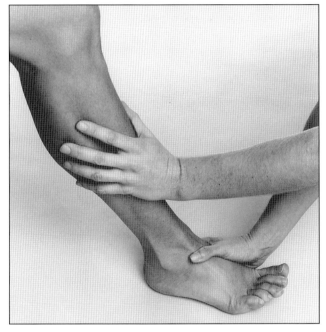
Endstellung: Plantarflexion/Pronation

Agistisch-exzentrische Kontraktionsmaßnahme gegen die Funktionsstörungen durch die
Dorsalextensoren des Fußes

Störungsursache Verminderte exzentrische Kontraktionsfähigkeit der Dorsalextensoren des oberen Sprunggelenkes

Funktionstests
- Beinachsenstellung
- Th 5-Wippen

Durchführung Am Beispiel der Dorsalextensoren (rechts)

Ausgangsstellung	Plantarflexion
Endstellung	Dorsalextension
Griff	Mediale Hand: Umgreift den medialen Fußrand
	Laterale Hand: Umgreift den lateralen Fußrand
Th.-Widerstand	In Richtung Dorsalextension
Bewegungsauftrag	→ Den Vorfuß nach unten drücken und
	→ die Bewegung nach oben durch die Therapeutin oder den Therapeuten abbremsen.

Merkpunkte
- Für und während der Maßnahme die Ferse etwas weiter nach vorne stellen, damit ein größeres Bewegungsausmaß der Plantarflexion möglich ist. Nach erfolgter AEK muß eine korrekte Fuß-Bein-Achsenbelastung eingestellt werden.
- Die Beinachsenstellung beibehalten.
- Die funktionelle Koppelung mit der Supination und der Zehen-Extension berücksichtigen.
- Diese Fehlstellung ist häufig nach Fußverletzungen anzutreffen.

Ziel
- ↑ Exzentrische Kontraktionsfähigkeit der Dorsalextensoren
    - ↑ Verlängerungsfähigkeit der Dorsalextensoren
    - ↑ Bewegungsausmaß der Plantarflexion
- ↑ Konzentrische Kontraktionsfähigkeit der Plantarflexoren
    - ↑ Kraftentfaltung der Plantarflexoren
- ↑ Funktioneller Synergismus der Dorsalextensoren und der Plantarflexoren
    - ↑ Koordination der Fußbewegungen
- ↓ Rücklaufende Bremsimpulse der Dorsalextensoren auf die PB Becken-Kippung
    - ↓ Weiterlaufende Bremsimpulse auf die PBs Thorax-Hebung und die Nacken-Streckung
    - ↓ Rücklaufende Bremsimpulse auf die Extremitäten
- ↑ **Globales Bewegungsmuster der aufrechten Haltung und Bewegung**

Dorsalextension des Fußes

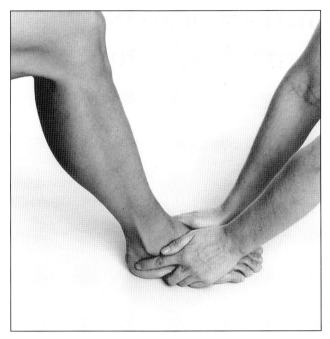

Ausgangsstellung: Plantarflexion

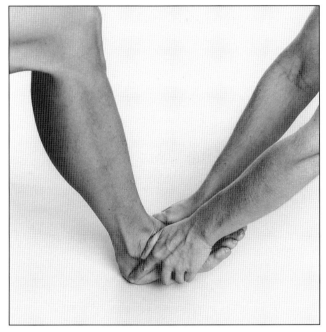

Endstellung: Dorsalextension

Agistisch-exzentrische Kontraktionsmaßnahme gegen die Funktionsstörungen durch die Dorsalextensoren/Supinatoren des Fußes

Störungsursache Verminderte exzentrische Kontraktionsfähigkeit der Dorsalextensoren/Supinatoren des Fußes

Funktionstests
- Gang: Abrollphasen
- Th 5-Wippen
- Becken-Rotation

Durchführung Am Beispiel der Dorsalextensoren/Supinatoren (rechts)

Ausgangsstellung	Plantarflexion/Pronation
Endstellung	Dorsalextension/Supination
Griff	Mediale Hand: Kontrolliert den Unterschenkel
	Laterale Hand: Umgreift den Fußaußenrand
Th.-Widerstand	In Richtung Dorsalextension/Supination
Bewegungsauftrag	→ Großzehenballen auf den Boden drücken und
	→ die Bewegung nach oben-innen durch die Therapeutin oder den Therapeuten abbremsen.

Merkpunkte
- Für die Maßnahme die Ferse etwas weiter nach vorne stellen, damit ein größeres Bewegungsausmaß der Plantarflexion möglich ist. Nach erfolgter AEK muß eine korrekte Fuß-Bein-Achsenbelastung eingestellt werden.
- An die enge Koppelung mit den Funktionen: Vorfuß-Adduktion, Zehen-Extension bzw. -Flexion und Supination denken.

Ziel
- ↑ Exzentrische Kontraktionsfähigkeit der Dorsalextensoren/Supinatoren
  - ↑ Verlängerungsfähigkeit der Dorsalextensoren/Supinatoren
  - ↑ Bewegungsausmaß der Plantarflexion/Pronation
- ↑ Konzentrische Kontraktionsfähigkeit der Plantarflexoren/Pronatoren
  - ↑ Kraftentfaltung der Plantarflexoren/Pronatoren
- ↑ Funktioneller Synergismus der Dorsalextensoren/Supinatoren und der Plantarflexoren/Pronatoren
  - ↑ Koordination der Fuß- und Beinbewegungen
- ↓ Rücklaufende Bremsimpulse der Dorsalextensoren/Supinatoren auf die PB Becken-Kippung
  - ↓ Weiterlaufende Bremsimpulse auf die PBs Thorax-Hebung und Nacken-Streckung
  - ↓ Auslaufende Bremsimpulse auf die Extremitäten
- ↑ **Globales Bewegungsmuster der aufrechten Haltung und Bewegung**

Dorsalextension/Supination des Fußes

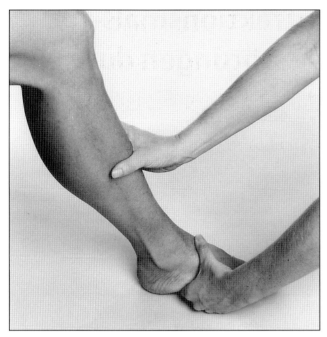

Ausgangsstellung: Plantarflexion/Pronation

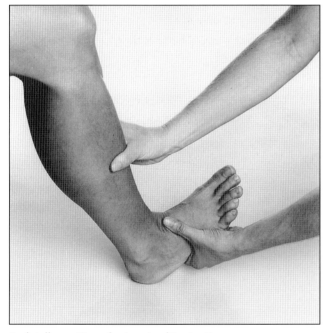

Endstellung: Dorsalextension/Supination

Agistisch-exzentrische Kontraktionsmaßnahme gegen die Funktionsstörungen durch die Knie-Innenrotatoren

Störungsursache   Verminderte exzentrische Kontraktionsfähigkeit der Knie-Innenrotatoren

Funktionstests
- Knie-Flexions-Test
- Th 5-Wippen
- Beinachsenstellung bei der Haltungskorrektur

Durchführung   Am Beispiel der Knie-Innenrotatoren (rechts)

Ausgangsstellung	Knie-Außenrotation
Endstellung	Knie-Innenrotation
Griff	Mediale Hand: Umgreift den distalen Unterschenkel
	Laterale Hand: Umgreift den proximalen Unterschenkel
Th.-Widerstand	In Richtung Knie-Innenrotation
Bewegungsauftrag	→ Den Vorfuß leicht nach oben-außen bewegen (Bodenkontakt lösen),
	→ den Unterschenkel und den Fuß nach außen drehen und
	→ das Einwärtsdrehen des Unterschenkels durch die Therapeutin oder den Therapeuten abbremsen.

Merkpunkte
- An die enge funktionelle Koppelung mit den Fuß- und Zehenfunktionen denken.
- Bei starkem Mitbewegen des Fußes, ohne deutliche Außenrotation im Kniegelenk in Verbindung mit massiver Kraftlosigkeit der Knie-Außenrotatoren, liegt eine starke reflektorische Bremsung der Außenrotatoren vor. Dies kann entweder ein Hinweis auf eine Störung im Knie direkt (Kontraktur, strukturelle Veränderung) sein oder aber ein Schutzbedürfnis für knieferne Störfaktoren darstellen.
- Daran denken, daß ein Funktionsüberwiegen der Knie-Innenrotation auch bei einem ABD-Sitztypus auftreten kann.

Ziel
- ↑ Exzentrische Kontraktionsfähigkeit der Knie-Innenrotatoren
  - ↑ Verlängerungsfähigkeit der Knie-Innenrotatoren
  - ↑ Bewegungsausmaß der Knie-Außenrotation
- ↑ Konzentrische Kontraktionsfähigkeit der Knie-Außenrotatoren
  - ↑ Kraftentfaltung der Knie-Außenrotatoren
- ↑ Funktioneller Synergismus der Knie-Innenrotatoren und der Knie-Außenrotatoren
  - ↑ Koordination der Beinbewegungen
- ↓ Rücklaufende Bremsimpulse der Knie-Innenrotatoren auf die PB Becken-Kippung
  - ↓ Weiterlaufende Bremsimpulse auf die PBs Thorax-Hebung und Nacken-Streckung
  - ↓ Auslaufende Bremsimpulse auf die Extremitäten
- **↑ Globales Bewegungsmuster der aufrechten Haltung und Bewegung**

Knie-Innenrotation

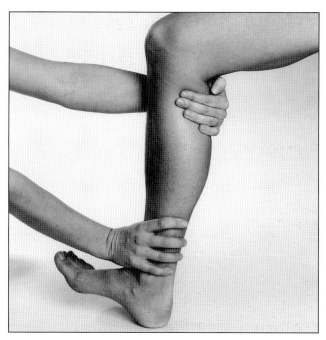

Ausgangsstellung: Außenrotation

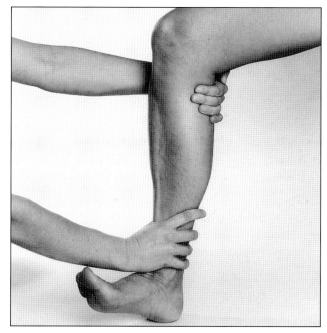

Endstellung: Innenrotation

Agistisch-exzentrische Kontraktionsmaßnahme gegen die Funktionsstörungen durch die Knie-Außenrotatoren

Störungsursache	Verminderte exzentrische Kontraktionsfähigkeit der Knie-Außenrotatoren
Funktionstests	– Beinachsenstellung – Th 5-Wippen – 3-Punkte-Belastung des Fußes
Durchführung	Am Beispiel der Knie-Außenrotatoren (rechts)

	Ausgangsstellung	Knie-Innenrotation
	Endstellung	Knie-Außenrotation
	Griff	Mediale Hand: Umgreift den distalen Unterschenkel
		Laterale Hand: Umgreift den proximalen Unterschenkel
	Th.-Widerstand	In Richtung Knie-Außenrotation
	Bewegungsauftrag	→ Den Vorfuß leicht nach oben-außen bewegen (Bodenkontakt lösen), → den Unterschenkel nach innen drehen und → das Auswärtsdrehen des Unterschenkels durch die Therapeutin oder den Therapeuten abbremsen.

Merkpunkt
- Die Bewegung muß vom Kniegelenk ausgehen, nicht vom Fuß. Daran denken, daß ein Funktionsüberwiegen der Knie-Außenrotation, z. B. bei einem ADD-Sitztypus, vorkommen kann.

Ziel
- ↑ Exzentrische Kontraktionsfähigkeit der Knie-Außenrotatoren
  - ↑ Verlängerungsfähigkeit der Knie-Außenrotatoren
  - ↑ Bewegungsausmaß der Knie-Innenrotation
- ↑ Konzentrische Kontraktionsfähigkeit der Knie-Innenrotatoren
  - ↑ Kraftentfaltung der Knie-Innenrotatoren
- ↑ Funktioneller Synergismus der Knie-Außenrotatoren und der Knie-Innenrotatoren
  - ↑ Koordination der Beinbewegungen
- ↓ Rücklaufende Bremsimpulse der Knie-Außenrotatoren auf die PB Becken-Kippung
  - ↓ Weiterlaufende Bremsimpulse auf die PBs Thorax-Hebung und Nacken-Streckung
  - ↓ Auslaufende Bremsimpulse auf die Extremitäten
- **↑ Globales Bewegungsmuster der aufrechten Haltung und Bewegung**

Knie-Außenrotation

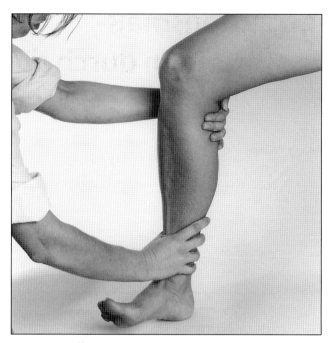

Ausgangsstellung: Innenrotation

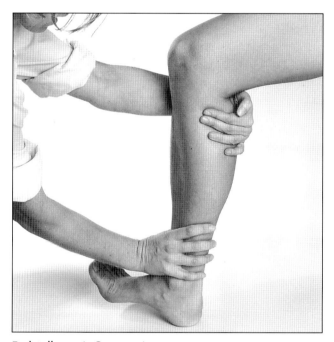

Endstellung: Außenrotation

Agistisch-exzentrische Kontraktionsmaßnahme gegen die Funktionsstörungen durch die Knie-Flexoren

Störungsursache   Verminderte exzentrische Kontraktionsfähigkeit der Knie-Flexoren

Funktionstests
- ADL: Vordere und hintere Schritthälfte der betroffenen Seite beim Gehen
- Th 5-Wippen
- Brügger-Grundübung (1)

Durchführung   Am Beispiel der Knie-Flexoren (links)

Ausgangsstellung	Knie-Extension so weit, wie die Becken-Kippung erhalten bleibt
Endstellung	Knie-Flexion
Griff	Distale Hand: Umfaßt den distalen Unterschenkel
	Proximale Hand: Der Daumen unterhalb der Spina iliaca anterior superior kontrolliert die Becken-Kippung
Th.-Widerstand	In Richtung Knie-Flexion
Bewegungsauftrag	→ Das Becken-Kippen und diese Beckenstellung während der Übung halten,
	→ den aufgerichteten Oberkörper mit den gestreckten und auswärts gedrehten Armen abstützen,
	→ das Knie strecken und
	→ die Beugung des Knies durch die Therapeutin oder den Therapeuten abbremsen.

Merkpunkte
- Die Patientin bzw. der Patient muß hoch genug sitzen.
- Die Becken-Kippung muß stabilisiert werden.
- Die AEK kann in Bauchlage durchgeführt werden, damit der gesamte Bewegungsweg der Knie-Flexion ausgeführt werden kann.

Ziel
↑ Exzentrische Kontraktionsfähigkeit der Knie-Flexoren
  ↑ Verlängerungsfähigkeit der Knie-Flexoren
  ↑ Bewegungsausmaß der Knie-Extension
↑ Konzentrische Kontraktionsfähigkeit der Knie-Extensoren
  ↑ Kraftentfaltung der Knie-Extensoren
↑ Funktioneller Synergismus der Knie-Flexoren und der Knie-Extensoren
  ↑ Koordination der Becken- und Beinbewegungen
↓ Rücklaufende Bremsimpulse der Knie-Flexoren auf die PB Becken-Kippung
  ↓ Weiterlaufende Bremsimpulse auf die PBs Thorax-Hebung und Nacken-Streckung
  ↓ Auslaufende Bremsimpulse auf die Extremitäten
↑ Globales Bewegungsmuster der aufrechten Haltung und Bewegung

Knie-Flexion

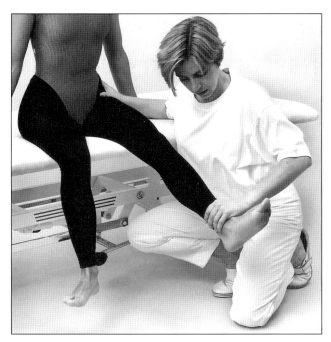

Ausgangsstellung: Extension

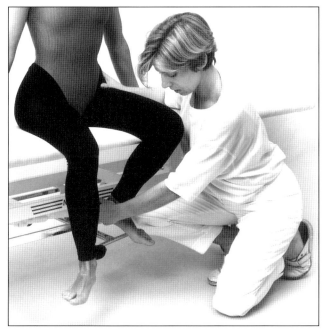

Endstellung: Flexion

Agistisch-exzentrische Kontraktionsmaßnahme gegen die Funktionsstörungen durch die
Hüft-Adduktoren/Innenrotatoren

Störungsursache	Verminderte exzentrische Kontraktionsfähigkeit der Hüft-Adduktoren/Innenrotatoren	
Funktionstest	– ADL: Fuß-Bein-Achsenstellung beim Aufstehen und Hinsetzen – Th 5-Wippen – Becken-Rotation	
Durchführung	Ausgangsstellung	Hüft-Abduktion/Außenrotation
	Endstellung	Hüft-Adduktion/Innenrotation
	Griff	Beide Hände umfassen von lateral die distalen Oberschenkel
	Th.-Widerstand	In Richtung Hüft-Adduktion/Innenrotation
	Bewegungsauftrag	→ Die Vorfüße leicht nach oben-außen anheben (Bodenkontakt lösen), die Beine abspreizen und → das Schließen der Beine durch die Therapeutin oder den Therapeuten abbremsen.
Variante	*Am Beispiel der Hüft-Adduktoren (rechts)*	
	Durchführung	*Hierbei wird unter den Fuß des zu therapierenden Beines ein Papier (vgl. Abb.) oder bei rauhem Boden die Hand der Therapeutin oder des Therapeuten gelegt.*
	Th.-Widerstand	*Am distalen Oberschenkel und am Sprunggelenk in Richtung Adduktion.*

Merkpunkte
- Stabilisation der Becken-Kippung beachten.
- Dorsalen Überhang vermeiden.
- Die Hüft-Adduktoren können Schutzfunktion z.B. für die Bauchmuskulatur, den kontralateralen Arm und das ipsilaterale Bein übernehmen.
- Anwendung bei adduktorischem Sitz- bzw. Stand-Typus.

Ziel
- ↑ Exzentrische Kontraktionsfähigkeit der Hüft-Adduktoren/Innenrotatoren
  - ↑ Verlängerungsfähigkeit der Hüft-Adduktoren/Innenrotatoren
  - ↑ Bewegungsausmaß der Hüft-Abduktion/Außenrotation
- ↑ Konzentrische Kontraktionsfähigkeit der Hüft-Abduktoren/Außenrotatoren
  - ↑ Kraftentfaltung der Hüft-Abduktoren/Außenrotatoren
- ↑ Funktioneller Synergismus der Hüft-Adduktoren/Innenrotatoren und der Hüft-Abduktoren/Außenrotatoren
  - ↑ Koordination der Becken- und Beinbewegungen
- ↓ Rücklaufende Bremsimpulse der Hüft-Adduktoren/Innenrotatoren auf die PB Becken-Kippung
  - ↓ Weiterlaufende Bremsimpulse auf die PBs Thorax-Hebung und Nacken-Streckung
  - ↓ Auslaufende Bremsimpulse auf die Extremitäten
- **↑ Globales Bewegungsmuster der aufrechten Haltung und Bewegung**

Hüft-Adduktion/Innenrotation

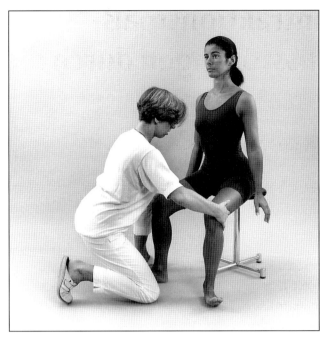

Ausgangsstellung: Abduktion/Außenrotation

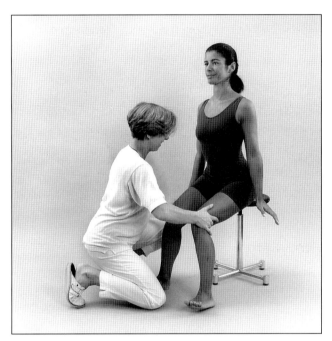

Endstellung: Adduktion/Innenrotation

Variante

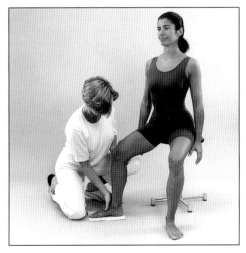 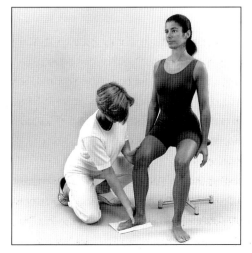

Ausgangsstellung: Abduktion (rechts)   *Endstellung: Adduktion (rechts)*

Agistisch-exzentrische Kontraktionsmaßnahme gegen die Funktionsstörungen durch die Hüft-Abduktoren/Außenrotatoren

Störungsursache	Verminderte exzentrische Kontraktionsfähigkeit der Hüft-Abduktoren/Außenrotatoren
Funktionstests	– 3-Punkte-Belastung des Fußes – Th 5-Wippen – Becken-Rotation

Durchführung

Ausgangsstellung	Hüft-Adduktion/Innenrotation
Endstellung	Hüft-Abduktion/Außenrotation
Griff	Beide Hände umfassen von medial die distalen Oberschenkel
Griff-Variante	*Widerstand mit überkreuzten Armen (Kreuz-Griff) geben (ohne Abbildung)*
Th.-Widerstand	In Richtung Hüft-Abduktion/Außenrotation
Bewegungsauftrag	→ Die Füße nach oben-außen ziehen (Bodenkontakt lösen), → die Beine knapp schließen und → das Öffnen der Beine durch die Therapeutin oder den Therapeuten abbremsen.

Merkpunkte

- Die Stabilisation der Becken-Kippung beibehalten.
- Anwendung bei abduktorischem Sitz- bzw. Stand-Typus.

Ziel

↑ Exzentrische Kontraktionsfähigkeit der Hüft-Abduktoren/Außenrotatoren
  ↑ Verlängerungsfähigkeit der Hüft-Abduktoren/Außenrotatoren
  ↑ Bewegungsausmaß der Hüft-Adduktion/Innenrotation
↑ Konzentrische Kontraktionsfähigkeit der Hüft-Adduktoren/Innenrotatoren
  ↑ Kraftentfaltung der Hüft-Adduktoren/Innenrotatoren
↑ Funktioneller Synergismus der Hüft-Abduktoren/Außenrotatoren und der Hüft-Adduktoren/Innenrotatoren
  ↑ Koordination der Becken- und Beinfunktionen
↓ Rücklaufende Bremsimpulse der Hüft-Abduktoren/Außenrotatoren auf die PB Becken-Kippung
  ↓ Weiterlaufende Bremsimpulse auf die PBs Thorax-Hebung und Nacken-Streckung
  ↓ Auslaufende Bremsimpulse auf die Extremitäten
↑ **Globales Bewegungsmuster der aufrechten Haltung und Bewegung**

Hüft-Abduktion/Außenrotation

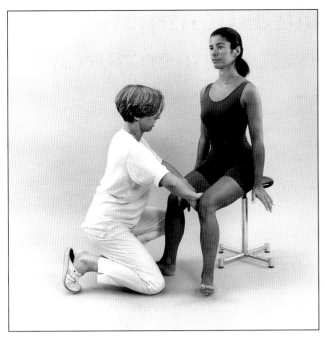

Ausgangsstellung: Adduktion/Innenrotation

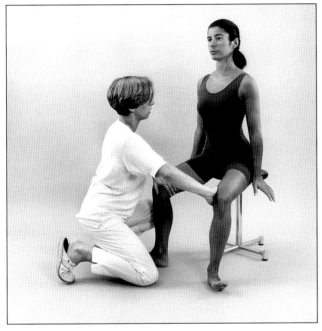

Endstellung: Abduktion/Außenrotation

Agistisch-exzentrische Kontraktionsmaßnahme gegen die Funktionsstörungen durch die Hüft-Außenrotatoren im Liegen

Störungsursache	Verminderte exzentrische Kontraktionsfähigkeit der Hüft-Außenrotatoren
Funktionstests	– Gang: Vordere Schritthälfte des ipsilateralen Beines
	– Th 5-Wippen
	– Hüft-Innenrotation
	– Brügger-Grundübung (5), oberer Teil der Übung im Seitenvergleich

Durchführung   Am Beispiel der Hüft-Außenrotatoren (links)

Ausgangsstellung	Hüft-Innenrotation
Endstellung	Hüft-Außenrotation
Griff	Distale Hand: Umfaßt die Ferse
	Proximale Hand: Umfaßt den distalen Oberschenkel
Griff-Variante	*Beide Hände umschließen den distalen Oberschenkel*
Th.-Widerstand	In Richtung Hüft-Außenrotation
Bewegungsauftrag	→ Das Bein 90° anbeugen und den Unterschenkel nach außen drehen,
	→ den Fuß leicht nach oben-außen ziehen und
	→ das Einwärtsdrehen des Unterschenkels durch die Therapeutin oder den Therapeuten abbremsen.

Merkpunkt
- Ausweichbewegungen in Richtung Abduktion vom proximalen Hebelarm der Hüfte vermeiden.

Ziel
↑ Exzentrische Kontraktionsfähigkeit der Hüft-Außenrotatoren
  ↑ Verlängerungsfähigkeit der Hüft-Außenrotatoren
  ↑ Bewegungsausmaß der Hüft-Innenrotation
↑ Konzentrische Kontraktionsfähigkeit der Hüft-Innenrotatoren
  ↑ Kraftentfaltung der Hüft-Innenrotatoren
↑ Funktioneller Synergismus der Hüft-Außenrotatoren und der Hüft-Innenrotatoren
  ↑ Koordination der Becken- und Beinbewegungen
↓ Rücklaufende Bremsimpulse der Hüft-Außenrotatoren auf die PB Becken-Kippung
  ↓ Weiterlaufende Bremsimpulse auf die PBs Thorax-Hebung und Nacken-Streckung
  ↓ Auslaufende Bremsimpulse auf die Extremitäten
↑ Globales Bewegungsmuster der aufrechten Haltung und Bewegung

Hüft-Außenrotation

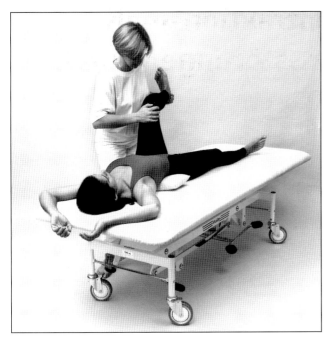

Ausgangsstellung: Innenrotation (links)

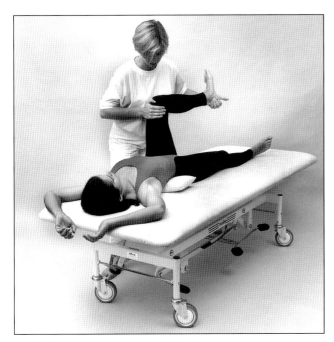

Endstellung: Außenrotation (links)

Variante

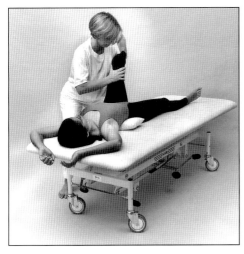

Ausgangsstellung: Innenrotation (links)

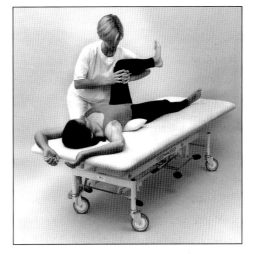

Endstellung: Außenrotation (links)

Agistisch-exzentrische Kontraktionsmaßnahme gegen die Funktionsstörungen durch den Thorax-Shift im Stehen

Störungsursache	Verminderte exzentrische Kontraktionsfähigkeit der am Thorax-Shift beteiligten Muskelfunktionen

Funktionstests
– Brügger-Grundübung (4)
– Th 5-Wippen
– Thorax-Shift entgegen der Fehlstellung: hier links

Durchführung   Am Beispiel des Thorax-Shifts (rechts)

Ausgangsstellung	Thorax-Shift (links)
Endstellung	Thorax-Shift (rechts)
Griff	Kraniale Hand: Umfaßt von der linken Seite den Thorax
	Kaudale Hand: Umfaßt dorso-lateral die rechte Seite des Beckens
Th.-Widerstand	In Richtung Thorax-Shift nach rechts
Bewegungsauftrag	→ Die Beine leicht abspreizen,
	→ leicht in die Knie gehen, so daß das Körpergewicht gleichmäßig auf den Füßen verteilt wird,
	→ den Oberkörper zur linken Seite schieben
	→ die Arme nach außen drehen und
	→ das Verschieben des Oberkörpers zur rechten Seite durch die Therapeutin oder den Therapeuten abbremsen.

Merkpunkte
- Ausweichbewegungen im Sinne der Thorax-Lateralflexion vermeiden.
- Derselbe Griff kann auch für die AEK des Becken-Shifts (links) bzw. die kombinierte AEK für den Thorax-Shift (rechts) mit Becken-Shift (links) angewandt werden.

Ziel
↑ Exzentrische Kontraktionsfähigkeit der am Thorax-Rechts-Shift beteiligten Muskelfunktionen
  ↑ Verlängerungsfähigkeit der am Thorax-Rechts-Shift beteiligten Muskelfunktionen
  ↑ Bewegungsausmaß des Thorax-Links-Shifts
↑ Konzentrische Kontraktionsfähigkeit der am Thorax-Links-Shift beteiligten Muskelfunktionen
  ↑ Kraftentfaltung der am Thorax-Links-Shift beteiligten Muskelfunktionen
↑ Funktioneller Synergismus der am Thorax-Rechts-Shift und der am Thorax-Links-Shift beteiligten Muskelfunktionen
  ↑ Koordination der Funktionen des Körperstammes
↓ Weiterlaufende Bremsimpulse der am Thorax-Rechts-Shift beteiligten Muskelfunktionen auf die PB Thorax-Hebung
  ↓ Weiterlaufende Bremsimpulse auf die PBs Becken-Kippung und Nacken-Streckung
  ↓ Auslaufende Bremsimpulse auf die Extremitäten
↑ **Globales Bewegungsmuster der aufrechten Haltung und Bewegung**

Thorax-Shift im Stehen

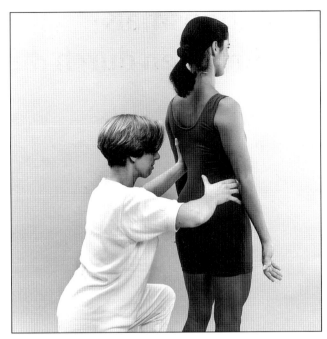

Ausgangsstellung: Shift (links)

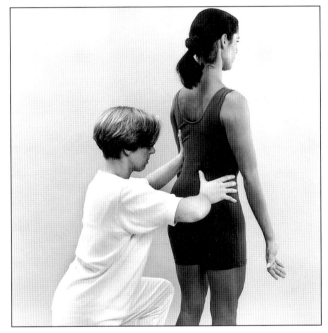

Endstellung: Shift (rechts)

Agistisch-exzentrische Kontraktionsmaßnahme gegen die Funktionsstörungen durch die Becken-Rotatoren im Stehen

Störungsursache Verminderte exzentrische Kontraktionsfähigkeit der Becken-Rotatoren

Funktionstests
- Gang: Becken-Rotation
- Th 5-Wippen
- Fuß-Bein-Achsenstellung

Durchführung Am Beispiel der Becken (+) Rotatoren

Ausgangsstellung	Becken (–) Rotation
Endstellung	Becken (+) Rotation
Griff	Ventrale Hand: Umfaßt das Becken unterhalb der rechten Spina iliaca anterior superior
	Dorsale Hand: Umfaßt das Becken auf der linken Seite von hinten
Th.-Widerstand	In Richtung Becken (+) Rotation
Bewegungsauftrag	→ Die gestreckten Arme neben dem Körper nach außen drehen,
	→ das Becken nach links drehen und
	→ die Drehung des Beckens nach rechts durch die Therapeutin oder den Therapeuten abbremsen.

Merkpunkt
- Ausweichbewegung in Richtung Lateralflexion und/oder Rumpf-Flexion vermeiden.

Ziel
- ↑ Exzentrische Kontraktionsfähigkeit der Becken (+) Rotatoren
  - ↑ Verlängerungsfähigkeit der Becken (+) Rotatoren
  - ↑ Bewegungsausmaß der Becken (–) Rotation
- ↑ Konzentrische Kontraktionsfähigkeit der Becken (–) Rotatoren
  - ↑ Kraftentfaltung der Becken (–) Rotatoren
- ↑ Funktioneller Synergismus der Becken (–) Rotatoren und der Becken (+) Rotatoren
  - ↑ Koordination der Bewegungen des Körperstammes
- ↓ Weiterlaufende Bremsimpulse der Becken (+) Rotatoren auf die PB Becken-Kippung
  - ↓ Weiterlaufende Bremsimpulse auf die PBs Thorax-Hebung und Nacken-Streckung
  - ↓ Auslaufende Bremsimpulse auf die Extremitäten
- **↑ Globales Bewegungsmuster der aufrechten Haltung und Bewegung**

Becken-Rotation im Stehen

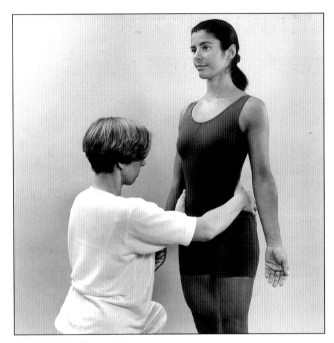

Ausgangsstellung: (−) Rotation

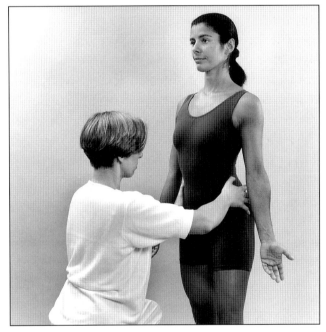

Endstellung: (+) Rotation

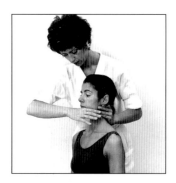

CARMEN-MANUELA ROCK

Ausbildung zur Krankengymnastin in Heidelberg mit Examen 1981.
1981–1983 Krankengymnastin in der chirurgischen Universitätsklinik in Heidelberg.
1983 dreimonatige Ausbildung zur Brügger-Therapeutin im Rahmen der Nachdiplomschule in Zürich.
1984–1990 Studium der Pädagogik, der anthropologischen Psychologie sowie der Sozial- und Präventivmedizin an der Universität Zürich.
Seit 1985 Physiotherapeutin und Mitarbeiterin des Dr. Brügger-Institutes.
1986 Ausbildung zur Brügger-Instruktorin. Seit 1988 Leitung der Brügger-Kurse.
Ab 1990 Ausbildungsleiterin des Dr. Brügger-Institutes.
Seit 1994 Gastdozententätigkeit im Rahmen des Magisterstudiums für Physiotherapie im Fachbereich Funktionskrankheiten an der Karls-Universität in Prag.
1997 Abschluß des zweijährigen Magisterstudiums der Physiotherapie an der Karls-Universität in Prag.

Publikationen

Seit 1990 ständige Mitarbeiterin der Zeitschrift für Funktionskrankheiten des Bewegungsapparates. Zahlreiche Publikationen zum Thema Funktionsstörungen des Bewegungssystems (Brügger-Konzept).

Fortbildung

Seit 1981 Teilnahme an verschiedenen Weiterbildungskursen, u. a. Manuelle Therapie, Klein-Vogelbach, Maitland, McKenzie, Butler, Osteopathie.

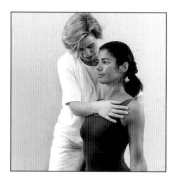

ALIX-SIBYLLE PETAK-KRUEGER

Ausbildung zur Krankengymnastin in Berlin-Charlottenburg mit Examen 1981.
1981–1988 verschiedene Stellen als Krankengymnastin, u. a. in der Endo-Klinik in Hamburg, im Heilbadzentrum St. Moritz, als freie Mitarbeiterin in Köln und Hamburg.
1988 dreimonatige Ausbildung zur Brügger-Therapeutin im Rahmen der Nachdiplomschule in Zürich.
Seit 1990 Mitarbeiterin des Dr. Brügger-Institutes.
Ab 1990 stellvertretende Ausbildungsleiterin des Dr. Brügger-Institutes.
1993 Abschluß der Ausbildung zur Brügger-Instruktorin.
Seit 1994 Gastdozententätigkeit im Rahmen des Magisterstudiums für Physiotherapie im Fachbereich Funktionskrankheiten an der Karls-Universität in Prag.
Seit 1996 Organisationsleitung des Dr. Brügger-Institutes.
1997 Abschluß des zweijährigen Magisterstudiums der Physiotherapie an der Karls-Universität.

Publikationen

In der Zeitschrift für Funktionskrankheiten des Bewegungsapparates.

Fortbildung

Seit 1981 Teilnahme an verschiedenen Weiterbildungskursen, u. a. Manuelle Therapie, Klein-Vogelbach, Maitland, McKenzie, Bobath, Butler.